ETUDE

SUR

L'HÉMATURIE

DANS LA

RÉTENTION D'URINE

PAR

H. BENOIT

Docteur en médecine de la Faculté de Paris,
Ancien interne provisoire des hôpitaux de Paris,
Médaille de bronze de l'Assistance publique,
Lauréat de l'Ecole de médecine de Poitiers (médaille d'argent).

PARIS

A. PARENT, IMPRIMEUR DE LA FACULTÉ DE MÉDECINE
A. DAVY, Successeur
52, RUE MADAME ET RUE CORNEILLE, 3

1886

ETUDE

SUR

L'HÉMATURIE

DANS LA

RÉTENTION D'URINE

PAR

H. BENOIT

Docteur en médecine de la Faculté de Paris,
Ancien interne provisoire des hôpitaux de Paris,
Médaille de bronze de l'Assistance publique,
Lauréat de l'Ecole de médecine de Poitiers (médaille d'argent).

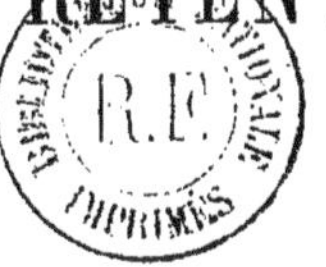

PARIS

A. PARENT, IMPRIMEUR DE LA FACULTÉ DE MÉDECINE
A. DAVY, Successeur
52, RUE MADAME ET RUE CORNEILLE, 3

1886

A MES PARENTS

A MES AMIS

A MES MAITRES

ÉTUDE

SUR

L'HÉMATURIE

DANS LA

RÉTENTION D'URINE

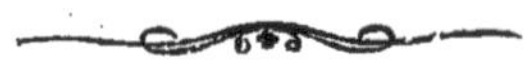

INTRODUCTION

Parmi les hématuries de causes très diverses que l'on observe dans les maladies des voies urinaires, il en est une variété dont l'intérêt pratique est considérable, car nous pouvons arriver, par une intervention sage et méthodique, à la prévenir souvent sinon toujours. C'est celle que l'on observe dans le cours de la rétention d'urine, chez les vieux prostatiques ; le plus généralement après le cathétérisme, quelquefois avant. Depuis bien longtemps, ces hématuries sont connues au point de vue clinique ; depuis longtemps plusieurs hypothèses ont été émises sur leur mécanisme. Mais bien qu'un certain nombre des auteurs anciens aient eu l'occasion de faire l'autopsie d'individus morts à la suite de ces hématuries, nous ne voyons cependant dans aucune de leurs relations anatomo-pathologiques la description des lésions récentes que nous avons été à même d'observer, de celles qu'a fort bien décrites M. le professeur Guyon et qu'il a représentées dans son atlas des maladies des voies urinaires.

La plupart des observations anciennes nous relatent le fait clinique, mais les résultats des autopsies faites ne portent que sur des malades morts de complications survenues après l'hématurie observée; c'est-à-dire qu'on y trouve les lésions de la cystite, de la pyélonéphrite. Or il était important, croyons-nous, de saisir sur le fait le mécanisme de cette hématurie par des autopsies pratiquées chez des individus morts presque aussitôt après son apparition. Nous avons eu la bonne fortune, après que notre attention eut été attirée sur ce fait par M. le professeur Guyon, d'en observer un cas bien instructif alors que nous étions interne provisoire dans le service de M. Delens. Cette observation, que l'on trouve relatée plus loin, a été le point de départ de notre travail. Nous avons pensé qu'il serait intéressant de réunir ce qui a été publié sur ce sujet et d'essayer ensuite, à l'aide des observations que nous aurions pu recueillir, de faire une étude aussi complète que possible de la question.

Nous avons tout d'abord recherché dans quel état la rétention d'urine survenant chez un vieillard prostatique pouvait trouver les voies urinaires. De très utiles renseignements nous ont été fournis pour cela par deux travaux récents dus à deux élèves de M. Guyon, d'une part l'étude de M. Launois sur l'anatomie de l'appareil urinaire du vieillard, d'autre part celle de M. Tuffier sur le rôle de la congestion dans les maladies des voies urinaires.

Puis, nous fondant sur cette étude anatomique et physiologique, sur la comparaison des résultats d'autopsies récentes avec les conclusions que les anciens auteurs avaient surtout tiré de l'examen clinique du malade, nous avons tenté d'exposer les conditions dans lesquelles survient cette hématurie et quel est son mécanisme.

Sa description clinique, ses complications locales et générales ainsi que son diagnostic, forment l'objet des chapitres suivants, et nous terminons ce travail par l'exposé des moyens qui sont à notre disposition pour prévenir cet accident, et les moyens curatifs que nous pouvons opposer à l'hématurie quand elle a fait son apparition. Notre travail est ainsi divisé :

Chapitre I. — Considérations anatomiques et physiologiques sur l'appareil urinaire comparé chez l'adulte et chez le vieillard.

Chapitre II. — Effets de la distension sur l'appareil urinaire.

Chapitre III. — Conditions d'apparition de l'hématurie. Mécanisme.

Chapitre IV. — Marche de l'hématurie. Son influence sur l'état local des voies urinaires et sur l'état général du malade. — Diagnostic.

Chapitre V. — Traitement préventif. — Traitement curatif.

Avant de terminer cette introduction, qu'il nous soit permis de dédier ce travail à nos maîtres de Poitiers et de Paris, et de témoigner toute notre reconnaissance à MM. les docteurs Tenneson, Dieulafoy, Dreyfus-Brisac, Delens, Sevestre, Falret et Charpentier, pour les conseils qu'ils n'ont cessé de nous donner pendant nos études.

Nous exprimons toute notre gratitude à notre excellent maître M. le professeur Guyon, qui a bien voulu accepter la présidence de cette thèse.

Que M. le Dr Berger, qui nous a si obligeamment autorisé à publier l'observation que nous avons recueillie dans son service, reçoive ici tous nos remerciements. Nous n'oublierons pas notre excellent ami Moulonguet, interne des hôpitaux, dont les connaissances en histologie nous ont été d'un précieux concours.

CHAPITRE PREMIER

CONSIDÉRATIONS ANATOMIQUES ET PHYSIOLOGIQUES SUR L'APPAREIL URINAIRE CHEZ L'ADULTE ET CHEZ LE VIEILLARD.

Il nous a paru intéressant de mettre en parallèle, au début de ce travail, l'appareil urinaire de l'homme adulte et celui du vieillard; et en les faisant comparaître ainsi tous deux devant la rétention d'urine, de montrer pourquoi tous deux réagissent différemment devant cette complication qui leur est commune, pourquoi le vieillard à qui l'on vide sa vessie dans certaines conditions pissera

du sang, tandis que l'adulte n'aura point d'hématurie.
Dans quel état la rétention d'urine va-t-elle trouver chez
l'un et chez l'autre les voies urinaires?

Chez tous deux nous avons dans le trajet de l'urèthre,
en un point variable, la cause de cette rétention; et pour
ne prendre que les cas les plus fréquents, chez l'adulte
ce sera un rétrécissement siégeant au niveau de la portion bulbeuse, chez le vieillard, une déformation du col
vésical due à l'hypertrophie de la prostate. Mais ce qui
importe surtout, c'est l'état des voies urinaires au-dessus
de cet obstacle.

Chez l'adulte deux cas peuvent se présenter. Ces voies
urinaires peuvent être saines ou elles peuvent présenter
des lésions. Or, dans l'un et l'autre cas, la rétention rencontre une vessie contractile. Les lésions, quand il en
existe, sont des lésions inflammatoires, la cystite, la
pyélonéphrite. Mais les parois musculaires de l'organe,
loin d'être altérées dans leur fonctionnement, sont au
contraire plus puissantes. Les meilleures preuves en sont
données par l'aspect de la vessie du rétréci qui est petite
et dont les parois sont épaisses, constituées uniquement
par une hypertrophie du système musculaire, et d'une
épaisseur uniforme, sans colonnes. Enfin nous en trouvons
une démonstration bien évidente dans ces révoltes de la
vessie contre la distension, qui peuvent aboutir, quand la
poussée qu'elles font subir à l'urine s'exerce sur un urèthre dont la solidité est éprouvée par l'inflammation
chronique, à la rupture de celui-ci et à l'infiltration
d'urine.

M. le professeur Guyon insiste dans son enseignement

sur cette sensibilité de la vessie à la distension. Et si elle
a lieu à l'état physiologique, combien plus intense elle
est dans l'état pathologique. « La vessie enflammée se
montre d'une remarquable intolérance à l'égard de l'u-
rine....... Pour elle, la distension commence bien longtemps avant que les limites normales de son expansion
soient atteintes. » Et ceci est vrai pour le vieillard aussi
bien que pour l'adulte; mais chacun d'eux réagit à sa
manière. L'adulte dont le muscle vésical est sain, même
dans certains cas hypertrophié, chez qui on ne trouve
point ces altérations vasculaires que nous allons rencontrer chez le vieillard, réagit en se contractant; il ne veut
point se laisser distendre.

Tout autre est la conduite de la vessie chez le vieillard.
Elle aussi a souvent des velléités de résistance. Mais
chez elle, la rétention chronique avec distension lente
s'installe avec une plus grande facilité. Cela est un fait
d'observation journalière, et dont les raisons nous sont
fournies par l'étude des modifications que l'âge imprime
non seulement à la vessie, mais à l'appareil urinaire tout
entier. Car, en effet, le vieillard a des altérations, propres
à son âge, de sa vessie, de son uretère, de son rein, au
même titre qu'il a son hypertrophie de la prostate, cause
première des accidents auxquels il est exposé. Les altérations séniles des différents organes du vieillard ont été
l'objet de bien des recherches depuis longtemps, et surtout dans ces dernières années, grâce au perfectionne-
ment de la technique microscopique. M. Launois a fait
porter dernièrement ses recherches sur la totalité des
voies urinaires, éclairant ainsi, par ce travail d'ensemble,

bien des points de la pathologie de ces organes. Les modifications de structure qu'il décrit vont nous donner l'explication de la différence de réaction qui existe entre la vessie de l'adulte et celle du vieillard. L'examen porte successivement sur les différentes parties des voies urinaires ; nous résumerons ici, aussi brièvement que possible, les points qu'il nous est important de connaître.

La vessie est épaissie. « Si l'on cherche à disséquer la muqueuse et à la séparer des plans sous-jacents, on constate que son adhérence est plus grande que chez les sujets jeunes. Il en résulte une difficulté plus grande du glissement de ces couches les unes sur les autres. Le microscope permet d'expliquer cette modification, car il nous montre une fusion de la muqueuse avec la couche celluleuse sous-muqueuse, qui est devenue fibreuse par le fait de la sclérose des parois. » L'épaississement de la vessie porte sur la couche musculaire ; cet épaississement est inégal par la formation des colonnes qui font saillie dans la cavité vésicale. Cette hypertrophie musculaire tient en grande partie à la production de tissu scléreux dense entre les faisceaux primitifs. Au contraire, dans l'intervalle des colonnes, la paroi musculaire est réduite au minimum, et on y constate encore du tissu fibreux.

Les artères de la vessie sont le siège d'endopériartérite ; leur calibre est souvent diminué. Au contraire les veines sont abondantes et volumineuses, et cette modification se poursuit, non seulement dans les veines pariétales, mais encore dans les plexus périvésicaux.

L'uretère et le bassinet ont leurs parois épaissies, par adjonction de fibres musculaires et de tissu conjonctif plus dense qu'à l'état normal. La muqueuse a une coloration violacée et les vaisseaux présentent les mêmes altérations que ceux de la vessie.

Enfin les études de M. Launois sur le rein sénile n'ont fait que confirmer les recherches de Lancereaux, Demange, Sadler, Duplaix, et y démontrent l'existence d'une « sclérose ayant pour point de départ un processus irritatif chronique, atteignant d'abord le système vasculaire (vaisseaux et glomérules) et s'étendant autour des tubes. »

En somme, toutes les lésions qui présentent entre elles une analogie évidente sont sous la dépendance de l'athérome artériel. Sur huit observations d'hypertrophie prostatique que M. Launois publie dans sa thèse, sept fois l'athérome est noté. On le retrouvera dans plus d'une observation de ce travail et en particulier dans notre observation I.

De ce court exposé on peut tirer des déductions importantes au point de vue du fonctionnement de l'appareil urinaire chez le vieillard. Tout d'abord il y a une contractilité moindre du réservoir urinaire et de l'uretère, le muscle étant étouffé par la sclérose; puis cette contractilité déjà affaiblie est inégale par suite de l'inégale répartition du muscle (colonnes et espaces intercolumnaires). Enfin, dans tout l'appareil la circulation est défectueuse. Que penser en effet de la circulation dans un organe dont les artères sont athéromateuses, de calibre rétréci, tandis qu'au contraire le système veineux est extrêmement développé? Sans parler de l'insuffisance, fréquente chez le vieillard, de l'impulsion cardiaque, ce qui diminue déjà l'influence de la vis a tergo, nous voyons un système vasculaire déboucher dans un autre système dont la capacité est beaucoup plus grande, cause capitale de ralentissement circulatoire. Et en outre, ces deux systèmes présentent des altérations de structure qui en diminuent la contractilité.

Donc : circulation ralentie, contractilité faible et inégale, tels sont les attributs que va nous présenter l'appareil urinaire du vieillard, et l'on comprendra facilement qu'ici la véssie n'offre pas à la distension cette résistance que présente pendant si longtemps la vessie du jeune rétréci. La caractéristique de la rétention d'urine chez le vieillard est donc la possibilité de la distension qui, débutant par la création du bas-fond, augmente peu à peu, à la faveur de l'atonie vésicale croissant parallèlement aux lésions de l'appareil urinaire. On arrive ainsi à ces vessies énormes, ayant perdu tout ressort, et n'avertissant plus le malade qu'il faut expulser leur contenu; l'avertissant même d'autant moins que le col vésical finit par céder et laisse l'urine s'écouler par regorgement, donnant ainsi au malade une fausse sécurité. Ce sont ces états de distension extrêmement graves, et au point de vue local et au point de vue général, qu'il nous importe au plus haut point de connaître, car ils jouent un rôle capital dans le sujet qui nous occupe.

CHAPITRE II.

EFFETS DE LA DISTENSION SUR L'APPAREIL URINAIRE.

Depuis longtemps les effets de la distension ont préoccupé les chirurgiens qui ont étudié les maladies des voies urinaires. Civiale avait déjà signalé l'influence de la distension sur la production de certaines hématuries. De ses observations « il ressort, dit-il, un fait important, c'est l'aptitude des parois vésicales à laisser échapper du sang lorsque l'accumulation de l'urine détermine leur distension plus ou moins forte et prolongée. » M. le professeur Guyon a longtemps insisté dans ses cliniques sur la sensibilité de la vessie au contact et à la distension, sur la congestion que cette dernière provoque dans l'appareil génito-urinaire.

Cette congestion, nous devons en connaître le mécanisme ; car c'est sous son influence que le sang apparaît dans l'urine quand, par des causes que nous chercherons à déterminer plus loin, elle a atteint un certain degré. Nous l'envisagerons successivement dans la rétention complète aiguë et dans la rétention incomplète chronique.

Dans le premier cas, voyons successivement comment elle se produit sur la vessie, sur le rein.

La congestion de la vessie est déterminée par deux facteurs importants, la douleur, le ralentissement de la circulation dans les plexus périvésicaux. La vessie en effet n'échappe pas à cette loi de la pathologie générale qui veut que tout organe qui est le siège d'un phénomène douloureux soit en même temps le siège d'une congestion plus ou moins intense. Les congestions oculaires de la névralgie faciale en sont une preuve évidente. Il nous serait facile de multiplier ces exemples. Mais, en ce qui concerne notre sujet, il nous suffit de savoir combien la vessie est intolérante à la distention pour comprendre que la douleur que provoque cette dernière doit aboutir à la congestion Et l'on sait combien est douloureuse la rétention complète aiguë. Nous ne referons pas ici le tableau poignant des angoisses du rétentionniste si bien présenté dans les ouvrages classiques. Il y a donc ici une congestion réflexe, active, d'origine dynamique, tendant à se faire dans les parois mêmes de la vessie. Or elle ne s'y produit que difficilement tout d'abord : la compression à laquelle est soumis le globe vésical par l'urine qui le distend mettant obstacle à la dilatation des vaisseaux par le sang qui tend à y affluer. Ce sang afflue donc surtout dans les plexus périvésicaux, dans ce « carrefour veineux » (Tuffier) si largement anastomosé avec tous les plexus veineux du voisinage. Plus la vessie sera distendue, plus la pression que l'urine exerce sera grande, et plus l'appel sanguin occasionné par la distension aboutira à un engorgement des plexus voisins. Cet engorgement peut être considéré comme un résultat mécanique de la distension de la vessie, où la circulation ne peut plus s'effectuer. — Mais que cet appel sanguin continue à se faire et la circulation entravée dans les plexus périvésicaux par le développement graduel de la vessie qui les comprime empêchera le dégorgement des veines pariétales de la vessie dans leurs canaux de sûreté, et alors la congestion apparaîtra aussi dans les parois vésicales dont le système vasculaire sera, malgré la distension, rempli de sang et soumis à une pression souvent considérable. L'on sait en effet que la circulation se fait dans les parois de la vessie de la façon suivante : les veines de la muqueuse se jettent dans un réseau intra-musculaire qui à son tour débouche dans le plexus sous-péritonéal. Ces veines superficielles viennent s'ouvrir dans les plexus périprostatique et prévésical (Gillette).

Il y a donc là deux phénomènes, l'un dynamique, l'autre mécanique, dependant étroitement l'un de l'autre.

Le rein n'est pas à l'abri de cette congestion. Ici encore nous ne manquons pas de raisons pour expliquer le phénomène. Les lois de la physiologie générale, l'expérimentation nous permettent de le comprendre. Nous rappellerons ici les conclusions de la série d'expériences entreprises par M. Tuffier et qui sont ainsi résumées dans sa thèse : « L'excitation par contact de la muqueuse vésicale ou de la surface extérieure de la vessie ne détermine point de modifications dans la circulation du rein. Au contraire, le broiement de la muqueuse vésicale, ou des muqueuses uréthrales et vaginales, détermine par réflexe une augmentation de volume du rein, une excrétion d'urine plus considérable et augmente la pression dans l'artère rénale. Les tiraillements ou la distension de la vessie au delà de ses limites physiologiques produisent les mêmes troubles du côté du rein. » Il ne se passe en somme ici qu'un phénomène analogue à celui qui a lieu quand un corpuscule odorant plus ou moins irritant est mis en contact avec la muqueuse nasale ; on voit presque aussitôt la conjonctive se congestionner, et des larmes apparaître à sa surface par suite d'une suractivité réflexe de la glande lacrymale. Il n'y a de différence dans le phénomène que l'excitant particulier à chaque appareil ; les expériences de M. Tuffier montrent une fois de plus que c'est bien la distension qui joue le principal rôle dans les modifications circulatoires de l'appareil urinaire.

L'uretère est très vraisemblablement le siège de phénomènes analogues. Nous ne connaissons point d'expériences faites à ce sujet. Mais à leur défaut le raisonnement par analogie, et ce qui est mieux les constatations anatomo-pathologiques suffiraient à le prouver. Nous avons en effet une observation personnelle où le point de départ de l'hématurie, résultat de la congestion intense des voies urinaires, eut lieu dans l'uretère aussi bien que dans le reste de l'appareil urinaire ainsi que l'ont montré les lésions trouvées à l'autopsie.

Cette étude des phénomènes congestifs qui se produisent dans tout l'appareil urinaire sous l'influence de la rétention aiguë pourrait laisser croire que quand la rétention s'installe graduellement, sourdement, et qu'elle aboutit à ce type si grave de rétention chronique incomplète avec distension, cet appareil, habitué peu à peu à supporter cette distension lentement croissante, ne réagit plus de la même manière. Et cependant cette forme de rétention s'accompagne d'une congestion intense. C'est ce qui résulte de l'observation clinique, de l'observation anatomo-pathologique. Et en effet, si la douleur fait ici

Benoit

2

défaut, la compression des plexus périvésicaux est à son maximum et les mêmes effets doivent se produire.

Enfin, dans ces cas de distension portant non seulement sur la vessie, mais sur l'uretère, les calices, le bassinet, peut-être pourrait-on ajouter à toutes ces causes de circulation défectueuse dans le rein une compression des vaisseaux sanguins du hile par les bassinets dilatés? Car certaines dilatations de l'uretère sont telles qu'on ne peut les concevoir sans une compression des organes voisins. Il est vrai que pour que cette raison puisse être acceptée sans contestation, il faudrait démontrer la possibilité d'une compression des veines alors que les artères restent libres. L'examen attentif de la disposition réciproque de ces organes au niveau du hile du rein ne nous a pas permis de penser à une localisation si particulière de la compression par le bassinet. Peut-être trouverions-nous plutôt une explication dans ce fait que les artères rénales sont souvent sclérosées; quand on sectionne le hile, elles restent béantes et sont dures au toucher. Elles résisteraient donc mieux à une compression que les veines, plus souples et plus dépressibles. Ce n'est là qu'une hypothèse, mais elle nous a paru assez vraisemblable pour que nous la consignions dans ce travail.

Nous voici donc, en fin de compte, en présence de malades ayant une rétention d'urine, et tous, adultes ou vieillards, de par le fait de cet accident, ont une congestion des voies urinaires dans leur entier. Mais tandis que chez l'adulte les vaisseaux qui sont le siège de cette congestion sont des vaisseaux solides, contractiles et élastiques, c'est-à-dire faits pour résister; au contraire, chez le vieillard cette fluxion vient surprendre des vaisseaux inaptes à se laisser distendre, des vaisseaux dont les parois « contiennent des plaques de tissu conjonctif for-mées aux dépens des éléments normaux de la tunique interne et vouées presque fatalement à la dégénérescence graisseuse..... c'est-à-dire aboutissant, à la place du foyer endartéritique à un foyer de tissu mou, formé de détritus moléculaires et de granulations graisseuses. » (Kelsch, article *Sclérose* du *Dict. encyclop. des sc. méd.* p. 740). De tels vaisseaux sont donc friables et résistent mal aux poussées congestives. Rien d'étonnant par con-séquent que des hémorrhagies aient lieu et que les vieil-lards seuls y soient exposés. C'est ce qui a eu lieu dans l'observation suivante qui est celle d'un malade que nous avons pu observer l'année dernière à Bicêtre dans le ser-vice de M. le D' Berger. Il eut, à la suite d'une rétention d'urine, une hématurie prolongée et succomba. L'examen histologique nous a donné l'explication de deux faits fondamentaux dans l'histoire de ce malade : l'impuissance du muscle vésical qui était étouffé par le tissu conjonctif, l'amoindrissement de la résistance des vaisseaux qui étaient le siège d'altérations notables.

Observation I (personnelle).

Hypertrophie de la prostate. Rétention chronique avec distension et incontinence. Hématurie après le cathétérisme. Mort. Lé-sions dans les vaisseaux des parois vésicales.

Le nommé P..., âgé de 88 ans, entre au mois de décembre 1885, dans le service de M. Berger, salle Després, lit n° 22.

D'après les renseignements donnés par le malade, il n'y a

rien à noter dans les antécédents héréditaires ou personnels. Il aurait eu seulement quelques douleurs rhumatismales.

Il entre une première fois dans le service à la fin de décembre 1884 pour une rétention d'urine due à une hypertrophie de la prostate. Il est amélioré par les cathétérismes et les lavages intra-vésicaux à l'eau boriquée. Il rentre en division le 3 avril 1885; il continue à se sonder et reste dans une situation relativement bonne jusque dans ces derniers temps.

Il y a quinze jours, à la suite d'un refroidissement, les accidents du côté de la miction reparaissent. Rétention d'urine complète; et à la suite du cathétérisme qu'il pratiqua lui-même, le sang apparut dans les urines. Il entre alors dans la salle Desprès. Au moment de son entrée le malade est dans un état d'affaiblissement notable, mais sans amaigrissement bien prononcé. Langue sèche, rôtie; pas de muguet. Constipation marquée. L'appétit est diminué. On est obligé de l'alimenter avec du bouillon et du lait. Il ne vomit pas mais il a un hoquet incessant.

Du côté des voies urinaires, on constate que la vessie fait une saillie volumineuse derrière la paroi abdominale. Cette saillie remonte jusqu'à l'ombilic, et à la palpation elle est très dure, douloureuse, surtout vers le sommet. La percussion donne un son mat, mais pas jusqu'au point où on sent la vessie par la palpation. Le malade éprouve des douleurs spontanées dans les deux flancs, avec irradiations aux aines.

Rétention avec incontinence par regorgement.

En explorant l'urèthre, on est arrêté à deux centimètres du méat par une sorte de rétrécissement valvulaire. Le canal est tortueux, dévie l'instrument, mais on arrive très facilement jusque dans la vessie. Une sonde à béquille en gomme n° 16 est introduite facilement. L'urine s'écoule sans propulsion, lentement; elle est colorée par du sang, à peine fétide et ne contient pas de pus, d'une façon appréciable du moins. Quantité 500 grammes. À la fin de l'évacuation, il vient du sang presque pur.

Si l'on pousse la sonde vers la paroi postérieure de la vessie, on sent sur la moitié du trajet une sorte de bride transversale, dure, mais élastique. Le cathétérisme n'est pas douloureux, mais après l'évacuation précédente, la limite supérieure de la vessie ne paraît pas s'être abaissée d'une façon bien notable.

Le toucher rectal permet de constater une énorme tuméfaction prostatique du volume d'une mandarine. La consistance n'est pas très dure ; et même au niveau de la ligne médiane, dans une étendue de deux centimètres environ, le doigt déprime facilement la face postérieure de la prostate ; on a à cet endroit la sensation d'une poche qui se vide, et en effet cette pression finit par faire sourdre du méat une faible quantité d'un liquide blanchâtre, muco-purulent, de consistance visqueuse. La veille, le cathétérisme avait donné lieu à un écoulement assez abondant, de même nature.

A l'auscultation, on constate que les poumons respirent mal ; léger souffle du cœur au second temps et à la base, au niveau du foyer des bruits aortiques. Le foie paraît à la percussion légèrement diminué de volume.

Ce malade fut soumis de nouveau, comme à sa première entrée, aux cathétérismes avec lavages intra-vésicaux à l'eau boriquée. L'urine n'a cessé d'être sanguinolente pendant tout le temps de son séjour dans la salle. L'état général n'a pas cessé de s'aggraver, et au bout de quelques jours il mourut sans que l'hématurie ait disparu.

Autopsie. Les voies urinaires sont examinées dans leur entier.

Urèthre. Sain. Ses parois et surtout les corps caverneux sont extrêmement congestionnés.

Prostate. Très volumineuse, très saillante en arrière. Le calibre de la portion prostatique de l'urèthre est libre ; il n'y a aucune lésion de cette portion de l'urèthre ni du col vésical paraissant avoir été déterminée par le cathétérisme. Le lobe moyen de la prostate fait, dans la vessie, en arrière du col, une saillie notable. Il a la forme et le volume d'une châtaigne et est rattaché au reste de la prostate par un pédicule assez allongé dans le sens transversal, et mince dans le sens antéropostérieur. La consistance de la prostate est dure. A la coupe il ne s'écoule pas de sang ; elle est pâle, non congestionnée. Dans le lobe droit sont dissiminés de petits noyaux hémorrhagiques qui tranchent à la coupe sur le fond pâle du tissu prostatique. Rien de semblable dans le lobe gauche. La pression sur le lobe droit fait sourdre, par un orifice situé dans le bas-fond vésical, une petite quantité de pus (une cuillerée à dessert) qui est contenue dans une loge du volume d'une grosse noisette. A la coupe du lobe moyen on ne trouve rien de notable.

Vessie. Avant qu'on enlève les voies urinaires, le haut de la vessie est recouvert par l'épiploon rempli de graisse et des anses intestinales qui s'insinuent entre la vessie et la paroi abdominale.

La vessie est distendue ; elle arrive à quatre travers de doigt au-dessous de l'ombilic. Il s'en écoule une quantité considérable de pus légèrement teinté en rouge. Pas de caillots sanguins. Les parois, surtout l'antérieure, sont considérablement épaissies. Colonnes nombreuses, mais de petit volume. La coloration de la muqueuse est d'une façon générale rosée sur le bas-fond et le trigone ; gris brunâtre sur les parois latérales et supérieures. Sur le bas-fond, surtout à droite, et vers la partie supérieure de la vessie, sont dissiminées des ecchymoses dont la coloration varie du rouge vif au brun noirâtre. Elles sont situées dans l'épaisseur de la muqueuse, et ne font pas saillie à sa surface. Leur coloration est surtout prononcée au niveau des colonnes. A la surface de la muqueuse se trouve du pus gluant et visqueux, qu'on arrive à détacher difficilement par des lavages répétés. Sur des coupes transversales au niveau des foyers hémorrhagiques, ces foyers paraissant occuper toute l'épaisseur de la muqueuse, mais ne pas aller plus loin.

Uretères légèrement dilatés. A leur ouverture, il s'en échappe du pus. La face interne est légèrement congestionnée. Pas d'ecchymoses.

Reins. Le gauche n'est pas très volumineux. Il est lobulé, et présente des cicatrices déprimées. A la coupe il paraît très congestionné, mais sans ecchymoses. La totalité de la coupe est de consistance dure et de couleur jaunâtre ; les pyramides sont très peu apparentes. Les calices et le bassinet contiennent du pus, leurs parois sont le siège d'une suffusion sanguine assez considérable. Leur coloration est bleu ardoisé, avec des taches ecchymotiques rouge brun, surtout à la partie inférieure, ne disparaissant, ni par un filet d'eau, ni par le raclage.

Le rein droit est congestionné, sans ecchymoses. Son aspect à la coupe est à peu près normal. Aucune lésion des calices et des bassinets.

Ces deux reins étaient contenus dans une atmosphère cellulo-graisseuse dense, et à laquelle ils adhéraient, surtout le gauche.

Examen histologique. — Notre ami M. Moulonguet, interne du service, a bien voulu pratiquer, pour nous, l'examen histologique de l'artère rénale et des parois de la vessie. Voici les résultats de ses recherches.

Artère rénale. Pas de lésion appréciable. La tunique moyenne est nettement séparée des tuniques interne et externe par les lames élastiques interne et externe. Peut-être peut-on noter un léger épaississement de la tunique interne et un certain degré de prolifération des éléments conjonctifs. Profondément, dans cette couche, on trouve des fibres élastiques se continuant avec la lame élastique interne,

Vessie. Est surtout remarquable par l'envahissement du tissu conjonctif. Les faisceaux musculaires sont augmentés de nombre et de volume. Mais ils sont enveloppés par des gaines plus ou moins complètes de tissu conjonctif jeune ou déjà arrivé à l'état adulte. De ces gaines conjonctives partent des prolongements qui s'insinuent plus ou moins loin entre les

faisceaux primitifs des muscles. Ces prolongements dissociant
les faisceaux musculaires, les isolant pour les étouffer, sont
formés de tissu conjonctif embryonnaire. D'une façon générale. sur une coupe du bas-fond de la vessie, l'élément conjonctif est à peu près aussi abondant que l'élément muscu-
aire. Dans les travées conjonctives se voient des vaisseaux
nombreux ; les uns volumineux. ont une paroi musculaire,
d'autres sont réduits à l'état de capillaires. Sur les uns et sur
les autres, s'est fait un travail manifeste de prolifération embryonnaire. Les noyaux qui limitent les capillaires ont proli-
féré et font saillie dans la lumière du vaisseau. Dans les artères qui ont trois tuniques, on note également la prolifération conjonctive des tuniques interne et externe, qui par
places se rejoignent et se confondent grâce à la disparition de
la tunique moyenne musculaire.

Nous avons là, dans cette congestion vasculaire intense survenant dans des vaisseaux dont la résistance est
amoindrie et le fonctionnement altéré, l'explication anatomique de ce fait que l'hématurie n'a pas lieu chez l'adulte
qui a une rétention d'urine, tandis qu'elle est possible chez
un vieillard dans de certaines conditions. Et de tout ce
qui précède jusqu'ici nous pouvons déduire les conditions
pathogéniques suivantes de l'hématurie dans la rétention
d'urine : il faut que le malade soit âgé ; il faut aussi le
plus souvent que la maladie soit à une période avancée :
là période de distension vésicale. L'observation justifie la
vérité de ces conclusions, et dans ses cliniques (*Annales
des mal. des org. gén. ur.*, 1884), M. le professeur Guyon
signalait « d'une façon toute spéciale ces trois points :
l'âge du malade, l'âge de la maladie, son degré », qu'il
considère « au point de vue qui nous occupe, comme de
plus d'importance que la nature même de l'affection. »

CHAPITRE III.

CONDITIONS D'APPARITION DE CETTE HÉMATURIE.
SON MÉCANISME.

Presque tous les auteurs qui se sont occupés des maladies des voies urinaires ont tenté de donner des explications de ce fait : l'apparition d'une hématurie, soit avant toute intervention, soit surtout après le cathétérisme, chez un malade atteint de rétention d'urine, et qui n'est porteur ni de calculs vésicaux, ni de néoplasmes des voies urinaires, ni de plaies de la vessie.

Voici, en effet, comment la chose se passe le plus souvent : un médecin est appelé auprès d'un prostatique atteint de rétention d'urine. Sollicité par le malade en proie aux tortures de la rétention, désireux de le débarrasser promptement, et souvent encouragé par la facilité avec laquelle l'urèthre admet l'instrument parfois de gros volume qu'il lui présente, il vide cette vessie soit complètement, soit même incomplètement, mais il la vide rapidement, pressé de faire bénéficier son client du soulagement immédiat qui suit cette opération. Et alors, tantôt à la fin de ce premier cathétérisme, l'urine se teinte en rose, se fonce, puis il sort, si l'évacuation est continuée, du sang presque pur; tantôt l'urine reste claire jusqu'à la fin et c'est à un second cathétérisme qu'il s'aperçoit que l'urine est mélangée de sang.

C'est là un cas type, et nous avons supposé que le médecin s'est mis, soit par ignorance, soit par faiblesse, dans les conditions requises pour provoquer cette hématurie, mais il n'est point toujours nécessaire que ces conditions soient remplies, et s'il est vrai qu'en suivant certains préceptes on réussisse à se mettre à l'abri de cette complication, on voit malheureusement des cas où elle apparaît alors que l'évacuation a été faite avec précautions ; on la voit même dans quelques cas, rares il est vrai, se manifester en dehors de toute intervention, par le seul effet du processus congestif que nous avons étudié dans le chapitre précédent. Tel est le fait que nous allons étudier aussi complètement que possible. Mais, auparavant, passons en revue les explications que nous en trouvons dans les auteurs.

Dès longtemps on avait constaté ce fait et cependant on avait dû se méprendre tout d'abord sur les conditions de son apparition ; car nous voyons Home en 1820 conseiller le cathérisme debout et complet. Il cite pourtant un cas où cette manœuvre fut suivie d'une hématurie, mais son malade guérit. Cette pratique dangereuse était peu suivie en France, et si Chopart conseille dans son traité des maladies des voies urinaires d'évacuer de suite la totalité de l'urine, il ne prescrit pas de sonder le malade debout. Déjà Bégin et Lallemand (article Hématurie du Dict. en 15 vol.) avaient tenté une explication des hémorrhagies du cathétérisme qu'ils attribuaient au ramollissement du tissu muqueux. Mais c'est dans les publications de Civiale, Legrand et Mercier que nous trouvons des explications fondées à la fois sur l'observation des malades et sur les résultats des autopsies. « Les tumeurs

prostatiques, dit Civiale, apportent de grands change-
ments dans l'état des parois de la vessie et des perturba-
tions plus ou moins grandes dans leurs fonctions. Les cas
de ce genre sont ceux principalement où on observe des
urines sanguinolentes. La présence du sang paraît résulter de l'action que la vessie exerce en se contractant
sur les tumeurs prostatiques dont la surface présente souvent des capillaires dilatés et saignent avec facilité par le
moindre frottement. » Et il ajoute quelques pages plus
loin : « l'État phlegmasique plus ou moins développé et
persistant du col vésical dont s'accompagne l'hypertrophie partielle ou totale de la prostate entraîne à la longue
le développement anormal des capillaires sanguins, ce que
constatent les autopsies. Chez ces hommes atteints de rétention d'urine par suite d'un engorgement de la prostate,
il se fait à la surface interne de la vessie une exhalation
sanguine assez abondante. » Et pour lui c'est bien sous
l'influence de la distension vésicale que l'écoulement sanguin a lieu. Il le répète en plusieurs endroits et donne
pour le prouver plusieurs observations dont nous tirons
les deux suivantes :

OBSERVATION II (résumée.)

(Civiale. *Traité des maladies des voies urinaires.*)

Civiale parle d'un homme de 70 ans atteint d'une légère hématurie et chez qui les informations prises lui firent penser
que depuis longtemps la vessie se vidait péniblement. Mais
comme le malade ne souffrait point, qu'il éprouvait seulement des besoins d'uriner un peu plus rapprochés, il avait

jusque-là vécu dans une pleine sécurité. Au-dessus du détroit supérieur du bassin on sentait à travers les parois abdominales une tumeur rénitente. L'urèthre était très irritable ; cependant la sonde pénétra sans peine et donna issue à un litre environ d'urine brune et légèrement fétide sans dépôt considérable. Civiale se contente de répéter le cathétérisme aussi souvent que le malaise reparaît, car les efforts du malade amènent seulement quelques gouttes de liquide. Deux fois on différa trop d'introduire l'instrument et du sang reparut dans l'urine. Au bout de quelques jours la sensibilité de la vessie et de l'urèthre fut diminuée. On fit quelques injections d'abord tièdes, puis froides, et le malade se rétablit graduellement.

Observation III.

(Civiale. *Traité des maladies des organes génito-urinaires.*)

Je donnais mes soins à un malade affecté d'un tel racornissement de la vessie qu'il était obligé d'uriner tous les quarts d'heure. Après avoir employé sans succès une multitude de calmants, j'essayai d'augmenter la capacité de la vessie par des injections forcées d'eau tiède, tantôt simples, tantôt chargées de belladone. Lorsque je poussais avec une certaine force, le liquide sortait teint de sang, tandis que quand j'agissais avec lenteur, en m'arrêtant dès que j'avais provoqué un pressant besoin d'uriner, le liquide ressortait sans avoir changé de couleur. L'effet se reproduisit si souvent qu'il ne me fut plus permis de douter que l'exhalation sanguine dépendait de la distension de la vessie.

Nous trouvons dans la thèse de M. Tuffier une observation analogue que nous rapprochons des précédentes :

Observation IV.

Un prostatique avait été lithotritié pour un calcul phosphatique consécutif à une stagnation de l'urine. Depuis l'opération le malade se sondait toutes les deux heures ; l'urine était parfaitement claire, il n'y avait aucun accident. Le 16 décembre M. X..., devant recevoir la visite de M. Guyon à 4 heures du soir, refusa de se sonder à l'intervalle habituel. Le dernier sondage avait eu lieu à midi ; vers deux heures les sollicitations vésicales devinrent pressantes, le malade résista d'abord facilement ; vers trois heures les douleurs devenaient très vives, le patient voulut résister encore ; enfin à quatre heures l'envie d'uriner était devenue intolérable. C'est sur ces entrefaites qu'arrive M. Guyon.

Le professeur fait l'évacuation, mais le passage de la sonde qui était d'ordinaire extrêmement facile, fut assez pénible et force fut d'employer la manœuvre de la sonde bicoudée. D'ailleurs cette introduction eut lieu sans aucun déploiement de force. L'obstacle prostatique franchi, l'urine s'écoula d'abord claire, puis rosée, puis sanguinolente et enfin ce fut du sang pur qui fut évacué. L'hémorrhagie s'arrêta. M. Guyon laissa la sonde à demeure et pendant quarante-huit heures encore les urines restèrent sanguinolentes et rosées, puis tout rentra dans l'ordre.

Les opinions des différents auteurs sur le mécanisme de ces hématuries peuvent être rangées sous plusieurs chefs :

1° Expression de la muqueuse vésicale par la tunique musculeuse qui revient sur elle-même. La musculeuse se contracte ; les vaisseaux intra-musculaires sont comprimés ; il y a arrêt circulatoire dans la muqueuse ; celle-ci devient turgide, le retrait de la muqueuse la fronce, et en exprime le sang comme d'une éponge. Cette théorie fut soutenue énergiquement contre Legrand par Mercier (*Union méd.* 1861) et depuis par Reliquet (*Leçons sur les hémorrhagies des voies urinaires*).

2° Rétablissement subit de la circulation dans les parois vésicales qui, après avoir été comprimées par l'urine qui distend la vessie, sont soumises à une décompression brusque. Distension du système vasculaire. Ruptures ca-pillaires. C'est l'opinion émise par Legrand, élève de Demarquay (*Union méd.* 1860). C'est le même mécanisme qui est invoqué par Zambianchi (th. Doct 1875), par Picard (*France méd.* 1879) par Voillemier et Le Dentu (*Traité des mal. des voies urinaires*).

3° Aspiration par la vessie dont les parois indurées et ne pouvant revenir sur elles-mêmes ne se rapprochent pas, et par conséquent déterminent dans la cavité vésicale un appel violent pour le sang. Cette opinion d'une succion opérée par la vessie sur sa propre paroi est due à Mercier qui expliquait ainsi certains cas où l'atonie vésicale étant complète et où la paroi ne se contractant pas, il était im-possible d'admettre que la muqueuse fut exprimée par la musculeuse.

Telles sont, résumées, les principales explications que les auteurs avaient donné de ce fait jusque dans ces der-nières années. Nous allons essayer, à l'aide des faits que nous avons observés et des relations que nous avons ren-contrées dans les auteurs, de soumettre ces différentes opinions à la critique, et d'exposer le mécanisme de cette hématurie tel que nous le comprenons. Dans cette étude pathogénique, notre examen portera successivement :

d'abord sur le cas le plus rare, les hématuries survenant pendant la rétention avant toute intervention, puis sur les hémorrhagies du cathétérisme qui ont déjà été étudiées par quelques auteurs sous le nom d'hématuries ex vacuo.

I. *Hématurie avant toute intervention.*

Ces hématuries sont rares, nous n'en avons trouvé que des cas peu nombreux dans nos recherches bibliographiques. L'une de Civiale a trait à un vieux rétréci de 70 ans, et trois autres (Bazy–Tuffier) ont trait à des prostatiques.

OBSERVATION V.

(Civiale. *Traité des maladies des organes génito-urinaires.*)

Un peintre âgé de 70 ans éprouvait depuis plusieurs années de la difficulté d'uriner. Les besoins d'uriner devinrent de plus en plus rapprochés, et il fallait de longs efforts pour les satisfaire. Le malade, d'un caractère assez insouciant, s'occupa peu de son état. A la suite d'un petit voyage en voiture, les difficultés d'uriner s'accrurent et l'urine sortit chargée de sang; mais la promptitude avec laquelle le liquide revint à son état naturel ramena bientôt la sécurité. Plus tard le sang reparut en plus grande quantité et pendant plusieurs jours. Les bains, le repos et les boissons adoucissantes eurent le même succès que la première fois. Il ne resta de ces attaques que des besoins d'uriner plus fréquents, plus difficiles à satisfaire. L'urine coulait souvent goutte à goutte, ou par un très petit jet; quelquefois même elle s'échappait à l'insu du malade. Une troisième hématurie se déclara; pendant trois jours il sortit une quantité de pus considérable, et il survint une rétention complète qui durait déjà depuis douze heures quand je fus appelé. L'impossibilité d'introduire une algalie ordinaire à raison de l'étroitesse du canal, et la nécessité d'apporter un prompt secours, me déterminèrent à faire usage d'une très petite sonde. Cet instrument pénétra avec peine et donna issue à beaucoup d'urine noire et fétide.

(Civiale continue pendant un mois le cathétérisme en augmentant le volume de la sonde. Au bout de sept jours, cessation de l'hématurie ; et après un mois le canal admet un instrument de sept millimètres de diamètre. L'atonie vésicale est combattue par les injections d'eau froide).

Le malade a encore vécu sept années : il n'a éprouvé que de loin en loin de légères difficultés d'uriner qui cédaient toujours à l'introduction de la sonde, et le sang n'a jamais reparu.

Observation VI (résumée).

(Bazy. Thèse Doctorat, 1880.)

L... (Jacques), 71 ans entré le 19 décembre 1878, salle Saint-Vincent, n° 14.

Pas de renseignements précis sur les antécédents et le début de l'affection. Il a eu une hématurie il y a quelques jours. Vessie remontant à l'ombilic. Prostate grosse et saignante. On doit sonder la malade à l'aide d'un mandrin. Les urines sont acides à l'émission et deviennent sanguinolentes à la fin de l'évacuation.

Le 21 décembre on place une sonde à demeure. A partir du 9 janvier 1879, trois cathétérismes par jour. Le 12 janvier, état général grave. Urines troubles. On remet une sonde à demeure. L'état général s'aggrave. Délire. Urines rouges et épaisses. Fièvre. Mort le 15.

A l'autopsie on trouva la prostate du volume d'une mandarine, la vessie hypertrophiée avec une muqueuse rougeâtre présentant des arborescences par places. Les uretères étaient dilatés, leur muqueuse épaisse, rougeâtre, vascularisée. Les reins présentaient des abcès miliaires, étaient fort hyperhé-miés : néphrite interstitielle ancienne et néphrite suppurative récente. Les artères rénales étaient athéromateuses.

OBSERVATION VII (résumée).

(Thèse Tuffier. *Extrait du Boston medical* 1881).

Le nommé X... âgé de 66 ans, a jusqu'à l'an dernier toujours joui d'une bonne santé. Depuis a été nombre de fois sujet à de légères hématuries. Le 12 septembre, après s'être levé en bonne santé, il est pris après son déjeuner d'une rétention ai-guë. Le Dr Adler qui le voit peu de temps après administre des stimulants et de la morphine, et pratique le cathétérisme qui donne issue à 600 gr. de sang pur. Le sang s'étant alors coagulé et la sonde ayant été obstruée une nouvelle sonde fut introduite, des injections d'eau tiède furent faites dans la ves-sie et de nouveau on évacua 600 gr. de sang noirâtre et coa-gulé. On pratique alors dans la vessie une injection aluminée qui est gardée. Essence de térébenthine à l'intérieur. L'hé-maturie continua. Mort le sixième jour.

L'autopsie permit de constater une hypertrophie de la pro-state et une muqueuse vésicale extrêmement congestionnée.

OBSERVATION VIII.

(Thèse Tuffier.)

Un malade était atteint d'une rétention chronique d'urine avec distension. La vessie retenait trois litres d'urine. M. Guyon par le cathétérisme intermittent et progressif avait ramené la retenue à 600 gr. ; le malade fut pris alors d'hématuries abon-dantes et spontanées qui persistèrent pendant plusieurs jours.

Benoit.   3

Les quatres observations qui précèdent nous paraissent démontrer suffisámment la vérité du fait que nous avons avancé; c'est-à-dire la possibilité d'hématuries avant toute intervention. Nous considérons que la connaissance de cette variété est d'une importance capitale, car si dans la pathogénie des hématuries du cathétérisme nous devons faire la part de la doctrine purement mécanique, nous devons aussi attribuer pour beaucoup cet accident à des phénomènes dynamiques qui dans le cas présent se montrent à nous à leur summun d'acuité. Dans l'observation V, nous sommes en présence d'un vieillard de 70 ans qui a de la difficulté de la miction depuis longtemps et chez qui la rétention et l'hématurie surviennent à la suite d'un voyage en voiture et cessent à la suite de calmants. Il est porteur d'un rétrécissement; mais à son âge il à tous les droits aux lésions séniles de l'appareil urinaire, et Civiale nous parle du reste de son atonie vésicale contre laquelle il dirige un traitement. Un rétréci de cet âge peut donc être soumis aux mêmes accidents que les prostatiques. Tel est le cas du malade de Civiale qui voit une hématurie se produire pour avoir soumis la circulation de son petit bassin à une congestion exagérée (voyage en voiture) et qui la voit cesser par les moyens hygiéniques qu'on oppose d'habitude à cette congestion.

Les trois observations qui suivent montrent la même hématurie survenant dans des conditions en apparence différentes, mais, en somme, d'après le même mécanisme. Et même la dissemblance apparente de ces faits est intéressante, car nous y trouvons en quelque sorte les différents types que peut affecter cette hématurie : d'abord chez un vieillard nettement soumis à une cause congestive; puis chez un vieil athéromateux qui a d'abord une hématurie avant toute intervention et chez qui le cathétérisme en provoque une nouvelle; puis chez un autre malade où le cathétérisme pratiqué pour une rétention d'urine amène de suite du sang; et enfin le malade si intéressant de M. Guyon où le cathétérisme intermittent et progressif a amené sans accident la cavité vésicale à ne contenir que 600 gr. et qui alors est pris d'une hématurie spontanée, en dehors de l'intervention. Le sang peut donc apparaître au dehors, soit lors d'une miction spontanée, soit dès le début d'un cathétérisme, soit même après qu'un traitement sagement conduit paraît avoir enlevé au malade toute crainte d'une complication. Or dans ces cas où manifeste ment l'intervention n'est pour rien et où le mécanisme invoqué par les auteurs pour expliquer les hématuries ex-vacuo ne peut être invoqué, nous devons chercher ailleurs l'explication et nous la trouvons en effet dans l'étude que nous avons faite des modifications que la rétention d'urine apporte dans un appareil urinaire sénile. La congestion qui tend à se faire dans tout le système circulatoire du petit bassin, et qui porte surtout sur la vessie, aboutit dans quelques cas à un tel degré de pression dans les vaisseaux, que celle-ci devient supérieure à la pression de l'urine sur les parois vésicales; les capillaires, dont la structure est altérée, cèdent et mélangent ainsi à l'urine une quantité variable de sang.

II. — *Hématurie après le cathétérisme.*

Ce sont les faits les plus fréquents, connus depuis longtemps, et qu'on a cherché, comme nous l'avons vu, à expliquer de plusieurs manières. Si nous nous reportons
aux faits que nous venons d'exposer, on comprend que si
la seule congestion peut amener une hématurie, à plus
forte raison quand la compression exercée sur la muqueuse vésicale par l'urine vient à manquer, y a-t-il plus
de chance pour que les ruptures capillaires aient lieu.
Nous pourrions sans doute borner là notre explication du
fait; mais il demande à être plus sérieusement examiné,
si l'on veut en bien comprendre le mécanisme. Il nous
faudra déterminer dans quelles conditions de cathétérisme
apparaît en général cet accident; puis rechercher dans
les symptômes, tels que moment de l'apparition du sang,
forme ou abondance de caillots, etc., ceux qui peuvent avoir
quelque caractère important, et enfin examiner les lésions
dont sont porteurs les malades qui meurent rapidement
après l'apparition de l'hématurie.

En ce qui concerne le premier point, nous passerons
sous silence l'opinion de plusieurs chirurgiens qui, comme
Chopart et Sœmmering, voulaient qu'on vide la vessie
complètement, et de quelques-uns qui considéraient
même comme de bon augure l'écoulement de sang par
l'urèthre, sorte de saignée locale. C'est dans Civiale
que nous trouvons pour la première fois nettement for-
mulé le précepte de l'évacuation lente et graduelle :
« Voici la marche que j'ai l'habitude de suivre, dit-il,

lorsqu'une rétention d'urine accidentelle succède à une atonie vésicale plus ou moins ancienne, sans complications, sans désordres graves; il convient d'introduire la sonde toujours avec précaution, de laisser couler l'urine complètement, mais avec lenteur, avec des suspensions, et de retirer ensuite l'instrument. Dans les cas où l'inaction de la vessie n'est que le dernier terme d'une inertie progressive, il faut laisser couler l'urine plus lentement encore et par portions, et s'arrêter avant la fin, lorsque le globe vésical est rentré dans l'excavation pelvienne. » Et il donne la raison qui l'engage à agir ainsi, surtout dans ce qu'il désigne sous le nom de stagnation de l'urine avec affaiblissement et délabrement de la santé générale, ce qui n'est autre chose que la distension chronique avec son cortège de troubles généraux, forme lente de la fièvre urineuse. « C'est dans ces circonstances difficiles que le praticien doit se montrer circonspect sous le double rapport du pronostic et du traitement. Par l'effet seul du passage subit de l'état de plénitude de la vessie à l'état de vacuité, il peut survenir des accidents formidables. Ce qui a lieu le plus communément, c'est que l'urine d'abord naturelle devient sanguinolente. »

Nous trouvons exposées là, dans ces quelques lignes de Civiale, les conditions dans lesquelles le cathétérisme détermine l'hématurie. Et, en effet, dans les observations que nous avons passées en revue, celles où le mode de cathétérisme était indiqué et où la quantité d'urine retirée était notée, nous avons pu constater que la vessie avait eté vidée ou rapidement ou complètement, et souvent à la fois rapidement et complètement. Nous transcrivons ici une intéressante observation communiquée par M. Ladroitte à la Société anatomique en 1883, et où cette influence est bien manifeste. En effet, bien qu'on ait pris la précaution de ne pas vider entièrement la vessie, bien que la sonde employée ait été d'un calibre peu considérable, on a enlevé d'un seul coup deux litres et demi d'urine, puis quatre litres en deux fois, ce qui a suffi pour provoquer l'hématurie.

OBSERVATION IX.

(Ladroitte. Bulletins de la Société anatomique, 1883.)

Hypertrophie de la prostate. Rétention d'urine. Abcès de la prostate. Cystite. Cellules et poches vésicales. Pyélite.

Le nommé T... (Louis), concierge, âgé de 66 ans, entre à l'hopital Saint-Louis, salle Cloquet n° 61, le 31 octobre, pour une rétention d'urine datant de deux jours. Cette rétention semble d'ailleurs incomplète ; le malade rend de temps en temps de petites quantités d'urine qui s'écoule par regorgement.

Les troubles urinaires paraissent remonter à près de trois ans, mais consistaient simplement à cette époque en un retard dans la miction, avec diminution de la force de projection du liquide. Il y a quinze jours seulement le malade, qui vidait assez bien sa vessie jusque-là, remarqua qu'il urinait la nuit dans son lit sans s'en apercevoir bien qu'il pût uriner volontairement et abondamment. Il remarqua également que depuis quelque temps ses urines étaient plus abondantes et les mictions plus fréquentes, la nuit principalement. Son état général est d'ailleurs satisfaisant. Nous n'avons à noter dans les antécédents pathologiques qu'une blennorrhagie contractée à l'âge de 21 ans et qui guérit rapidement en trois semaines.

A son entrée à l'hôpital, on constate que la vessie est très dilatée et forme au-dessus du pubis une masse dure, globuleuse, mate à la percussion, remontant à environ deux travers de doigt au-dessous de l'ombilic.

Le toucher rectal montre la prostate grosse, hypertrophiée ; nulle part la pression ne cause de douleur. L'hypertrophie semble porter également sur les deux lobes : le lobe moyen paraît peu développé. On essaye de sonder le malade à l'aide de sondes molles en caoutchouc, mais sans résultats ; on lui donne un bain prolongé dans lequel il a pu uriner un peu. Une sonde molle (n° 12) arriva alors facilement dans la vessie, et on retire deux litres et demi d'urine claire en ayant soin de ne pas vider complètement la vessie où on laisse environ un demi-litre de liquide. L'examen de l'urine y dénote des traces d'albumine. L'oreille appliquée sur la région précordiale y perçoit nettement un bruit de galop.

Les artères sont flexueuses et athéromateuses. Comme traitement le malade est soumis au régime lacté. Tous les soirs on lui administre 0,50 centigrammes de sulfate de quinine. Le cathétérisme devra être répété deux fois par jour, si le malade ne peut uriner seul.

1er novembre. On sonde le malade deux fois ; il s'écoule quatre litres d'urine.

Le 2. Le malade se plaint de douleurs vésicales. Il a du ténesme et a uriné douze à quinze fois pendant la nuit. Il a été pris également de petits frissons. L'inappétence est complète, la langue est rouge et sèche, la soif ardente. Peau chaude, pouls plein et dur, T. 39°. L'urine est sanglante, rouge, toujours en grande quantité.

Le 3. L'hématurie persiste et semble dépendre d'une lésion des reins et des uretères, car le sang est intimement mélangé à l'urine.

Le 4. L'hématurie a disparu. L'urine normale au commencement de la miction devient purulente à la fin, la fièvre a en partie disparu.

Le 7. Même état. La quantité d'urine est toujours aussi

considérable, le pus y existe en plus grande quantité. Le cathétérisme est toujours pratiqué deux fois par jour.

Le 9. Diminution notable de la quantité des urines qui tombent de 5 000 à 1 000 grammes.

Le 11. Diarrhée légère. 500 grammes seulement d'urine blanchâtre, fortement purulente. Petits frissons erratiques. Prostration très marquée. Peau froide, quoique couverte de sueur. Pouls petit. T. 38°. Intelligence affaiblie, voix cassée.

Le 12. Mort dans le collapsus.

Autopsie. 18 heures après la mort. L'appareil génito-urinaire est enlevé tout d'une pièce. Ce qui frappe d'abord, c'est l'aspect de la vessie, dont les parois très hypertrophiées atteignent presque un centimètre d'épaisseur. La muqueuse est très congestionnée, violacée. Elle est soulevée par les faisceaux de la couche musculaire profonde, qui limitent une foule de cellules dont plusieurs acquièrent le volume d'une noisette. Sur la face postérieure, au-dessous du trigone, existe une véritable poche de la grosseur d'un œuf, ne communiquant avec la cavité vésicale que par deux orifices dont le plus grand admet à peine l'extrémité du doigt. La muqueuse qui tapisse l'intérieur de cette poche paraît encore plus altérée que celle qui revêt la cavité principale. Nulle part on ne trouve de calcul. L'urèthre est sain dans ses portions spongieuse et membraneuse.

La prostate est hypertrophiée surtout du côté gauche. Le lobe gauche est le siège d'un abcès du volume d'une noisette rempli d'un pus épais et crémeux. L'abcès s'ouvre dans l'urèthre au niveau de la gouttière qui longe le verumontanum par deux petits orifices. Les autres parties de la glande sont saines. Les calices et les bassinets dilatés. La muqueuse est dépolie, violacée par places, recouverte d'une légère couche purulente. Les uretères sont dilatés à leur origine et présentent aussi les lésions de la pyélite. Ils reprennent leurs caractères normaux au voisinage de la vessie. Leur orifice vésical n'est nullement altéré. Les reins paraissent peu malades :

le rein gauche est peut-être le siège d'une congestion légère ; mais les lésions s'il en existe sont peu apparentes. Le cœur est un peu flasque. Les orifices sont sains. Les poumons sont légèrement congestionnés.

Les mêmes raisons peuvent être invoquées dans plusieurs autres des observations que nous publions. Dans l'observation XIV, le calibre inusité de l'urèthre a engagé à employer un volumineux instrument, une sonde à béquille n° 25, et bien qu'on ait pris le soin de ne pas vider complètement la vessie, le débit par une sonde de ce calibre a été suffisamment rapide pour amener une hémorrhagie. Dans l'observation XV, même résultat à la suite d'un cathétérisme avec une sonde métallique d'un assez fort calibre. Nous pourrions multiplier ces exemples, mais ils suffisent, nous le pensons, à bien montrer l'influence d'une évacuation rapide.

Le cathétérisme seul ne doit pas être mis en cause et à ceux qui pourraient attribuer l'hémorrhagie non à l'évacuation, mais à l'instrument qui évacue et à une lésion produite par lui, nous pourrions répondre (indépendamment des preuves anatomiques que nous nous réservons de donner) que l'évacuation pratiquée par la ponction capillaire sus-pubienne peut avoir le même résultat, et cela en dehors de toute lésion de vaisseau. On sait du reste de quelle innocuité est à ce point de vue l'aiguille de l'aspirateur Dieulafoy. Voici deux cas bien nets où l'hématurie peut être mise sur le compte de la déplétion vésicale par la ponction.

Observation X.

(Guelliot. Bulletins de la société anatomique, 1880.)

*Hypertrophie de la prostate. Rétention d'urine. Fausse route.
Ponction de la vessie. Hématurie.*

Ser..., employé, 78 ans, avait depuis quelque temps un peu
de difficulté pour uriner lorsque, le 15 février, il fut pris à la
suite d'un refroidissement d'une rétention complète d'urine.
Le médecin qu'il consulta essaya de le sonder, mais il ne put
parvenir dans la vessie et le cathétérisme eut pour résultat
l'écoulement d'une notable quantité de sang par l'urèthre.
Depuis ce temps, le malade n'a rendu que de faibles quantités
d'urine par regorgement.

Le 20, il entre à la Charité, où on le met par erreur dans une
salle de médecine. Le lendemain 21, il passe dans le service
de M. le professeur Gosselin. L'interne de garde essaye vaine-
ment d'introduire une sonde en gomme, et par une ponction
aspiratrice de la vessie retire 1,400 grammes d'urine.

Le lendemain, M. Gosselin tente de nouveau le cathétérisme.
La sonde de Béniqué et la sonde à bout olivaire, guidées par
le doigt introduit dans le rectum, sont arrêtées sous la sym-
physe pubiennne avant d'arriver à la prostate dont on constate
nettement l'hypertrophie. On essaye alors d'une bougie fine
qui pénètre plus avant mais ne peut franchir le col vésical :
voilà l'obstacle dans la région membraneuse (rétrécissement ou
fausse route), il en existe donc un autre dans la région prostatique.
Comme la vessie remonte à l'ombilic et qu'il est nécessaire d'évacuer l'urine, M. Gosselin plonge au-dessus du pubis un trocart
courbe et il s'écoule environ 1,000 grammes de liquide. La canule est laissée en place et maintenue au moyen de deux liens
fixés à un bandage de corps ; on a soin de ne pas trop tendre
ces liens afin que l'extrémité de l'instrument ne contusionne
pas la muqueuse vésicale et toutes les deux heures on dé-

bouche la canule pour permettre au malade d'uriner. Dans la journée, l'urine devient sanguinolente et il s'écoule du sang par le méat.

Le 13. Ser..., qui était déjà très affaibli au moment de l'entrée à l'hôpital, s'affaisse de plus en plus ; la température reste normale, mais le pouls est à 120. Lavages de la vessie à l'eau tiède.

Le lendemain le malade est somnolent. T. 97°. P. 120. Le soir un peu d'agitation, mouvements de carphologie ; mort dans la nuit.

Autopsie (résumée). Fausse route au niveau du bulbe uréthral. Prostate hypertrophiée ; valvule vésicale au niveau du col vésical. Muqueuse vésicale vascularisée avec ecchymoses disséminées. Colonnes. Erosion superficielle au niveau de l'extrémité de la canule. Aucune trace de la ponction capillaire. Bassinet du côté droit très vascularisé. Reins fortement congestionnés.

Observation XI.

(Hache. Thèse doctorat 1884).

L..., 80 ans, prostatique ; entré avec une rétention complète datant de 36 heures. Tentatives inutiles de cathétérisme en ville, répétées sans succès à l'hôpital. Fausse route dans la prostate. M. Guyon essaye en vain d'entrer dans la vessie. Ponction avec l'appareil Dieulafoy matin et soir ; l'urine, absolument claire au début, devient purulente au bout de deux jours et fortement teintée de sang ; la dernière ponction faite le sixième jour donne autant de sang que d'urine. Mort dans le coma, avec anurie presque complète. L'autopsie montre une fausse route prostatique. La vessie flasque a une muqueuse noire par ecchymoses, ne présente aucune ulcération. Pyélonéphrite suppurée double.

Nous ne pouvons nous empêcher de rapprocher ces

cas de ceux nombreux cités par M. Taufflier (thèse doctorat, 1879), d'hémorrhagies internes consécutives à la ponction de quelques cavités closes, telles que la plèvre, le péritoine, les kystes de l'ovaire, les kystes du corps thyroïde; dans ce travail, l'auteur, malgré tout son désir de voir là des lésions vasculaires produites par l'aiguille aspiratrice, se voit forcé dans bien des cas d'incriminer l'évacuation seule; par exemple, dans ce fait de M. le professeur Verneuil, d'une cirrhose avec ascite où la ponction abdominale amena la mort rapide, et où on trouva à l'autopsie, non une plaie, mais une énorme infiltration sanguine sous-péritonéale.

Donc, nécessité pour la production de l'hématurie d'un cathétérisme évacuateur et rapide.

Les symptômes peuvent aussi nous fournir quelque indice pour discuter le mécanisme de cette hématurie. On introduit la sonde dans la vessie; l'urine sort d'abord limpide, acide, c'est une urine normale. Au bout d'un litre, un litre et demi, elle devient rose, puis rouge, et enfin il sort du sang pur. Preuve que l'écoulement sanguin a commencé après le cathétérisme, et même quand celui-ci était déjà fort avancé, et que cet écoulement est considérable, puisque en peu de temps la teinte de rosée est devenue absolument sanglante. Or, pour expliquer une telle rapidité dans l'hémorrhagie, deux hypothèses seules sont possibles : ou la rupture d'un gros vaisseau donnant beaucoup de sang, ou une véritable pluie de sang se faisant par transsudation de toute la surface de la muqueuse. L'anatomie pathologique nous permettra de décider à laquelle des deux hypothèses nous devons nous rallier. Mais un fait peut déjà nous le faire soupçonner. Le sang épanché dans la cavité vésicale n'est pas toujours à l'état liquide ; il se forme fréquemment des caillots. Nous n'avons jamais observé que ces caillots aient un aspect particulier. Mais nous trouvons relaté, dans les leçons de Reliquet, sur les hémorrhagies des voies urinaires, un cas, unique, croyons-nous, où le caillot avait une forme caractéristique. Voici cette observation :

OBSERVATION XII (résumé).

(Reliquet. *Gazette des hôpitaux*, 1878.)

Un malade de 60 ans, qui avait des troubles de la miction depuis longtemps, est pris d'une rétention d'urine pendant un voyage en chemin de fer ; il s'arrête à la première station et se fait sonder. Hématurie. Rentré à Paris, il est vu par les docteurs Reliquet et Bonenfant. Il n'y a plus de sang dans l'urine. Cathétérismes toutes les quatre heures. Lavages de la vessie. Le malade allait mieux quand de nouveau la même rétention a lieu. Le Dr Bonenfant pratique le cathétérisme, mais la sonde est bouchée par les caillots que contient la vessie.

« Lorsque j'arrivai à dix heures il y avait rétention d'urine. La vessie très distendue remontait à trois travers de doigt de l'ombilic. La manœuvre de la grosse sonde évacuatrice à lithotritie fit sortir sept ou huit caillots longs de 4 à 5 centimètres, ayant la forme de fuseaux très renflés au centre. Ces caillots étaient constitués par des lames minces très larges et roulées sur elles-mêmes de sang coagulé. Un caillot étant sur la main, il était possible de le dérouler exactement comme on le ferait d'une allumette en papier. Cette disposition est évidemment caractéristique de l'hémorrhagie vésicale ; elle n'existe pas dans tous les cas d'hémorrhagie provenant de la paroi vésicale ; mais quand elle existe, elle permet d'affirmer que l'hémorrhagie a eu lieu en nappe. L'enroulement est produit au moment où les caillots se sont présentés pour entrer dans l'urèthre. L'ablation des caillots eut lieu avec des injections d'une solution de tannin; il en fut retiré un demi pot de chambre. » Depuis, à plusieurs reprises, lors de congestion hémorrhoïdaire, on dut appliquer des sangsues au périnée pour éviter l'hémorrhagie vésicale.

Cette forme membraneuse du caillot nous paraît en effet caractéristique d'une hémorrhagie en nappe, s'étant faite sur une grande partie de la muqueuse, sinon sur la totalité. Cette observation intéressante jette une grande lumière sur la question de l'origine et du mécanisme de l'hématurie. Sans doute un semblable fait est rare; nous ne l'avons trouvé signalé nulle part ailleurs ; il est vrai que l'on n'avait pas cherché à dérouler ces caillots fusiformes que contenait la vessie à l'autopsie, ou qui étaient évacués pendant la vie, et que peut-être cette recherche eût été fructueuse. Et enfin, si on songe à la fragilité de ces caillots et aux manœuvres souvent faites dans la vessie dans le but de les dissocier, il n'est pas étonnant qu'ils n'aient pas conservé leur forme primitive quand on est à même de les examiner. Leur enroulement nous paraît dû à leur engagement, soit à travers le col vésical, soit à travers l'œil de l'instrument évacuateur, quand il est de gros volume, comme ceux qu'emploie M. Reliquet pour ses lavages. C'est en somme un engagement analogue à celui du placenta pendant la délivrance. Le caillot membraneux se présente par un de ses bords, se plie en forme de gouttière et s'engage dans l'orifice, roulé comme un cornet d'oubli.

Les faits que nous venons d'énumérer sont donc en rapport avec une hématurie causée par l'évacuation du contenu de la vessie, hématurie rapide et abondante et paraissant se faire en nappe sur toute la surface de la muqueuse vésicale. A l'anatomie pathologique appartient de contrôler ces résultats et de les compléter en nous faisant surprendre sur le fait les lésions de l'appareil urinaire. Mais pour que l'étude des lésions ait à ce point de vue une importance réelle, il faut qu'elle soit faite sur des sujets morts très rapidement après l'hématurie. Or, cet accident est par lui-même de peu de gravité et, comme nous le verrons, c'est surtout et par les complications auxquelles il s'expose, et par l'état défectueux des voies urinaires dont il est l'indice, que le pronostic est fatal. Aussi, le plus fréquemment les autopsies portent-elles sur des cas où l'on observe des lésions qui sont la conséquence plus ou moins éloignée de la congestion intense dont les voies urinaires sont le siège, et a-t-on rarement l'occasion d'observer celles dues réellement à l'hématurie elle-même, et de prendre en quelque sorte celle-ci sur le fait. Nous avons pu toutefois réunir quelques observations où les lésions observées sont bien en rapport direct avec l'hématurie.

Occupons-nous donc successivement des différentes parties de l'appareil urinaire. En ce qui concerne la vessie seule, les deux observations suivantes nous montrent bien les lésions qu'on peut y observer. L'une a fait l'objet d'une communication de M. Hue à la Société anatomique en 1881. La seconde, prise dans le service de M. le professeur Guyon, a été publiée par lui dans son Atlas des maladies des voies urinaires.

OBSERVATION XIII.

(Hue. Bulletins de la Société anatomique 1881.)

Atonie de la vessie. Hématurie. Pneumonie hypostatique. Mort. Noyaux apoplectiques de la muqueuse vésicale.

D... (Augustin), 72 ans, entre le 10 novembre 1880 au n° 29 de la salle Nétalon, à Bicêtre, service de M. Gillette.

Habituellement bien portant, le malade avait été pris depuis trois semaines environ de difficulté croissante d'uriner. Il urinait peu à la fois et chaque miction était laborieuse. Dans l'intervalle des mictions il n'avait d'autre douleur que celle déterminée par la surdistension. Aucun antécédent du côté des organes génito-urinaires.

Deux jours avant son entrée, il est pris, sans qu'un excès d'aucune sorte puisse l'expliquer, d'une rétention complète. Il urine par regorgement. L'interne de garde appelé dans la division trouve une vessie très distendue et introduit avec la plus grande facilité une sonde molle d'un calibre moyen qui donne issue à un litre et demi environ de liquide clair, sans dépôt. Le lendemain, la veille de son entrée, on le sonde de nouveau et les dernières gouttes d'urine sont alors accompagnées d'un écoulement de sang assez abondant.

A son entrée, il est pris d'un frisson assez intense qui ne cesse qu'une demi-heure après. On le sonde alors de nouveau, et il s'écoule un litre et demi d'urine. Deux autres fois dans la journée, on donne issue à une quantité vraiment surprenante d'urine, étant donnée la quantité des boissons absorbées. Nous croyons pouvoir estimer à plus de trois litres la quantité que nous avons obtenue le premier jour. Les jours suivants, les sondages, répétés quatre fois dans les vingt-quatre heures, donnèrent près de deux litres d'urine, c'est-à-dire presque la totalité des liquides ingérés.

Jamais nous n'avons trouvé le moindre obstacle à l'introduction de la sonde, ni du côté du canal, ni du côté du col. Dès que celle-ci était parvenue dans la vessie, il sortait parfois quelques gouttes de sang liquide ou bien un caillot, puis l'urine s'écoulait sans jet, en bavant et s'arrêtait bientôt. La vessie ne se contractait plus, les contractions des muscles de l'abdomen avaient un effet assez faible, et les trois quarts du liquide restant n'étaient expulsés que grâce aux pressions que l'on exerçait sur la région hypogastrique. Enfin, chaque évacuation était suivie de la sortie de quelques gouttes de sang clair, et il s'en écoulait un peu par la verge quand la sonde était ôtée.

Jamais le malade n'a rendu de pus et les urines ne déposaient pas. Il n'eut pas de grand frisson en dehors de celui que nous avons signalé à son entrée dans la salle, mais plusieurs fois il fut pris de légers frissonnements.

Le toucher rectal fit reconnaître l'existence d'hémorrhoïdes internes peu développées (le malade présentait aux jambes quelques varices et des traces d'ulcères anciens). La prostate n'était que fort peu hypertrophiée étant donné l'âge du sujet. Depuis plusieurs jours déjà il avait une légère diarrhée (trois ou quatre garde-robes par jour) et une fois il rendit du sang avec les selles.

Traitement : Sulfate de quinine.

Le 12 novembre. Le surlendemain de son entrée, le malade qui toussait depuis longtemps se plaint de tousser davantage ; on trouve dans son crachoir des crachats épais et jaunes, gluants. La respiration est plus rapide. La percussion du thorax dénote de la submatité aux deux bases ; et l'auscultation, à côté de râles fins disséminés dans toute la poitrine montre des râles sous-crépitants et même crépitants à grosses bulles en arrière, aux deux bases et principalement à droite. La peau est sèche, légèrement terreuse. La face est colorée.

L'appétit très faible jusqu'alors disparaît presqu'entièrement. La langue devient de plus en plus sèche; la soif vive, et le pouls rapide et petit.

La température qui n'avait guère dépassé 38° monte à 39° et se maintient entre ces deux chiffres jusqu'à la mort, qui survient trois jours après.

Autopsie. — Vingt-quatre heures après la mort. On ne trouve rien en dehors des poumons et de l'appareil génito-urinaire.

Poumons. — Congestionnés. Ils offrent de plus aux deux bases les lésions de la pneumonie hypostatique.

Reins. — Congestionnés. Les calices et les bassinets sont remplis d'un liquide purulent, filant. Leur muqueuse est finement vascularisée, mais sans épaississement notable. Les uretères paraissent sains.

Prostate. — Elle est augmentée de volume, rosée à la coupe; les veines qui l'entourent, très apparentes, sont remplies de sang coagulé.

Vessie. — Ouverte sur sa face antérieure et supérieure, puis sur les côtés; elle laisse échapper un liquide brunâtre contenant des petits caillots.

La tunique musculeuse ne semble ni épaissie, ni enflammée. Elle soulève la muqueuse par places, en formant de petites brides, de légers alvéoles comme on a l'habitude d'en rencontrer chez les sujets de cet âge.

La muqueuse, au contraire, offre des lésions qui nous ont paru présenter un certain intérêt. La coloration rouge très prononcée frappe tout d'abord, et l'attention est attirée par trois noyaux hémorrhagiques dont le plus petit, moitié moindre que le plus volumineux, a la grosseur d'un noyau de cerise. Ces noyaux sont sous-muqueux, le frottement ne peut les enlever; la muqueuse ou du moins une partie de cette tunique passe au-dessus d'eux. Ils tranchent vivement par leur coloration d'un brun noirâtre sur la coloration rouge du reste de la surface interne et font saillie dans la cavité vésicale. Ils sont situés tous les trois à une certaine distance l'un de l'autre, sur la face postérieure et vers le bas-fond de l'organe. Ces régions présentent de plus quelques varicosités bleuâtres. L'injection très vive de la muqueuse est surtout marquée au niveau des légères saillies réticulées. Des varicosités nombreuses, fines, arborescentes, se voient sur toute la surface, dans le trigone entre autres, et principalement au niveau du col vésical. On remarque de plus en ce dernier endroit une assez grande quantité de petits points grisâtres sans élévation notable correspondante.

OBSERVATION XIV.

(Guyon et Bazy. Atlas des maladies des voies urinaires).

Le nommé L.... (Antoine), âgé de 72 ans, est entré salle Saint-Vincent le 9 décembre 1879, avec une rétention complète d'urine qui datait de plus de trente-six heures. On avait essayé le cathétérisme en ville avec une sonde d'argent. Le canal avait saigné, mais l'instrument n'était pas entré dans la vessie.

Le malade souffrait beaucoup, la vessie était considérablement distendue, remontait jusqu'à l'ombilic. Son pouls était régulier. La température axillaire montait à 38°, la langue était un peu sèche vers la pointe.

L'explorateur n° 22 parcourait librement le canal et le toucher rectal faisait percevoir une hypertrophie notable de la prostate. Le diagnostic était simple. Les troubles de la miction remontaient à plus de deux ans et depuis longtemps déjà le malade ne vidait certainement plus sa vessie. Au début, le symptôme fréquence avait seul attiré l'attention du malade; il pissait dix à douze fois dans le jour et souvent douze à quinze fois dans la nuit. Peu à peu les difficultés de la miction s'étaient montrées ; elles apparaissaient toujours à la suite d'un excès de boisson (le malade était d'ailleurs coutumier du fait). Depuis cinq ou six mois, les phénomènes de rétention s'étaient accusés davantage et plusieurs fois le cathétérisme avait été pratiqué ville.

A l'aide d'une sonde à béquille, l'interne du service retira dès l'arrivée du malade un litre d'urine (la moitié environ de ce que la vessie pouvait contenir). Cette urine un peu foncée en couleur, neutre, légèrement fétide, n'était pas trouble et ne contenait pas de pus. Notons ici l'extrême facilité du cathétérisme. La sonde à béquille volumineuse (n° 25) était pour ainsi dire trop à l'aise dans le canal. L'extrémité coudée de l'instrument se recourbait dès qu'on cessait de la diriger et venait attester un calibre uréthral exceptionnel.

Le 10 décembre, le cathétérisme fut renouvelé deux fois dans la journée par l'interne. On prit encore le soin de ne pas vider complètement la vessie. L'urine offrait les mêmes caractères que la veille. Le malade se trouvait mieux (temp. axill. 37° le matin, 38° le soir). On prescrivit une potion de quinquina. Il n'y avait pas de douleurs rénales. La langue était beaucoup plus sèche que la veille.

Le 11 décembre, au matin, on vida la vessie plus complètement que la veille. Le cathétérisme fut suivi de quelques douleurs vésicales affectant la forme de coliques légères. Le pouls offrait quelqu es intemi ttences. La température axillaire 37°,6. Le soir l'état général s'était considérablement aggravé. Les intermittences du pouls étaient plus accusées. Le malade répondait peu ou pas aux questions. Température axillaire : 38°,4. Le cathétérisme donna issue à de l'urine rouge foncé. L'hémorrhagie vésicale avait été assez abondante pour donner à l'urine la coloration du sang pur. Le malade est mort dans la nuit.

Autopsie. — Le 13 décembre, vingt-huit heures après la mort.

Cœur, tube digestif, foie, rate, sains.

Toutes les lésions chez ce malade étaient localisées aux reins et à la vessie.

Le rein droit, long de 11 centimètres, épais de 3 centimètres, ne présentait pas d'altérations notables de consistance.

La surface de coloration était normale et ne présentait ni kystes, ni bosselures. A la coupe, la substance médullaire, un peu pâle, paraissait diminuée d'épaisseur. Les pyramides offraient de petits tractus grisâtres qui se séparaient des tubes collecteurs et gagnaient la substance médullaire. Les calices et le bassinet étaient très dilatés ; ils ne contenaient pas de pus. La muqueuse n'étaient pas épaissie et présentait seulement une vascularisation exagérée. L'atmosphère graisseuse du rein droit avait subi des modifications importantes. Elle s'était tassée, pour ainsi dire, et formait une capsule dure, lardacée, jaune, épaisse de 3 centimètres, au sein de laquelle le rein était enfoui. Ce bloc graisseux adhérait intimement à la capsule du rein. Il était difficile de les séparer, tandis que la capsule se détachait très facilement du parenchyme rénal.

Le rein gauche était moins volumineux que le droit. Il mesurait 10 centimètres dans son plus grand diamètre, sa surface lisse adhérait faiblement à la capsule et n'offrait pas de coloration anormale. Le parenchyme rénal, un peu plus pâle à la coupe, paraissait moins souple que du côté opposé. Les deux substances étaient amincies et la coupe des pyramides montrait ces tractus que nous avons décrits. Les calices et les bassinets étaient très dilatés. Les parois n'étaient pas épaissies, mais la muqueuse était injectée. L'atmosphère graisseuse normale ne présentait pas les altérations que nous avons signalées du côté droit. Les deux uretères étaient modérément dilatés sans épaississement ni injection notable de la muqueuse.

La vessie, la prostate et l'urèthre ont été déposés au musée sous le n° 112. On peut à l'examen de cette pièce se rendre compte de la distension vésicale, de l'hypertrophie prostatique et des dimensions exceptionnelles de l'urèthre.

La vessie formait une tumeur ovoïde de 20 centim. de hauteur et de 19 centim. de largeur. Elle contenait deux litres

d'un liquide noir, constitué par un mélange de sang et d'urine.
Elle paraissait un peu épaissie, mollasse et comme ridée en
certains points. Sur toute son étendue, elle présentait une coloration noirâtre des plus accentuées. On se trouvait en présence d'une véritable ecchymose, recouvrant toute l'étendue
de la face interne de la vessie.

L'hypertrophie prostatique porte surtout sur les lobes laté-
raux, longs de 3 centimètres, épais de 2 centimètres. Ils for-
maient avant l'incision de la portion prostatique deux véri-
tables murs verticaux, hauts de 2 cent 1/2, presque contigus
à leur partie supérieure et séparés vers la paroi inférieure du
canal par un intervalle de 15 millimètres. Le lobe moyen est
moins développé. Il fait une saillie légère au niveau de la
lèvre postérieure du col et mesure seulement 15 millimètres
d'épaisseur.

L'urèthre offre un calibre exceptionnel (le malade était un
homme très grand et fortement musclé). La longueur du canal
est de 23 centimètres, la circonférence de 23 millimètres au
niveau de la portion membraneuse et de 3 centimètres au
niveau du cul-de-sac du bulbe. Elle diminue ensuite graduellement et insensiblement jusqu'à l'orifice postérieur de
la fosse naviculaire où elle mesure encore 2 centimètres 1/2.
Ces mensurations montrent que le calibre du canal avait
8 millimètres de diamètre environ dans la région pénienne,
1 centimètre au cul-de-sac du bulbe et 7 millimètres dans la
portion membraneuse.

Les lésions qui ont été observées dans ces deux cas
sont bien évidemment en rapport avec l'hématurie. La
vessie présente une muqueuse d'un rouge intense ; cette
coloration s'étend sur toute sa superficie et est plus prononcée vers le bas-fond de l'organe. Elle est due à une
hémorrhagie interstitielle, car elle ne s'en va pas au lavage à grande eau et, ainsi que nous l'avons vu dans l'ob-

servation I, une coupe de la paroi vésicale montre qu'elle occupe l'épaisseur de la muqueuse, et ne va pas plus loin. L'aspect de la muqueuse vésicale est bien rendu dans la planche 40 de l'Atlas des maladies des voies urinaires (4ᵉ livraison), où la vessie ouverte par sa face antéro-supérieure fait voir sa cavité d'une rougeur presque uniforme. Toutefois cette uniformité de coloration n'est pas constante, et l'on peut rencontrer des lésions de même nature, plus localisées en certains points, maisbe aucoup plus intenses. Dans l'observation personnelle que nous publions plus loin, quelques plaques tranchant par leur couleur noire sur le fond rouge de la muqueuse indiquaient qu'en ce point le travail fluxionnaire avait atteint son maximum. Et dans l'observation IX ces hémorrhagies s'étaient même collectées en de petits foyers dont le plus petit avait le volume d'un noyau de cerise et qui, situés dans la muqueuse, faisaient saillie à sa surface. Civiale avait déjà décrit ces foyers apoplectiques de la muqueuse vésicale survenant dans ces circonstances, et leur attribuait une importance pronostique notable au point de vue de la production ultérieure de la cystite. — Cette exagération partielle de la lésion générale trouve facilement son explication dans sa topographie; elle a lieu en effet vers le bas-fond, c'est-à-dire au point le plus vasculaire de toute la paroi vésicale, au niveau où l'on voit, malgré la coloration rouge généralisée, des arborisations vasculaires assez abondantes trancher sur ce fond coloré par une coloration plus forte encore.

Telle était la lésion que l'on avait décrite jusqu'ici et

qui suffisait sans doute à expliquer l'apparition du sang dans l'urine. Mais depuis M. Picard, dans un article sur le danger du cathétérisme chez les vieillards (*France méd.*, 1879), parle de faits d'hématurie après cathétérisme, suivis de mort rapide et dans lesquels l'autopsie n'a montré d'altérations ni dans l'urèthre, ni dans la vessie, ni dans l'uretère, mais a fait voir les reins seuls congestionnés et présentant des foyers hémorrhagiques, disséminés dans leur parenchyme. M. le professeur Guyon, dans sa clinique du 21 novembre 1883, publiée l'année suivante dans les Annales, signalait la possibilité de la production dans l'uretère et dans le rein de lésions analogues à celles de la vessie lorsque la distension portait aussi sur eux. Et en effet, le raisonnement devait conduire à cette conclusion ; car ainsi que nous l'avons dit en commençant, il est actuellement bien démontré que les lésions vasculaires qui préparent cet accident existent dans le reste des voies urinaires, comme dans la vessie, que la congestion elle aussi porte sur la totalité de l'appareil et que par conséquent la même cause faisant retentir ses effets dans toute son étendue, les lésions doivent pouvoir s'y rencontrer partout.

Or, pendant les quelques mois que nous avons passé comme interne provisoire dans le service de M. Delens, à Saint-Antoine, nous avons pu recueillir une observation où, en effet, les lésions siégeaient depuis la vessie jusqu'au rein inclusivement et où la totalité de l'appareil urinaire était le siège d'une vaste ecchymose. Et enfin, depuis, M. Tuffier a publié dans sa thèse l'observation d'un cas

du service de M. Guyon où on a trouvé l'urine sanguinolente dans un des deux bassinets, fait important pour
nous. Voici ces observations :

OBSERVATION XV (personnelle).

*Rétention. d'urine. Cathétérisme. Hématurie. Mort.
Ecchymose de tout l'appareil urinaire.*

X..., âgé de 70 ans, entre à la fin d'avril 1884 salle Velpeau,
dans le service de M. Delens, actuellement remplacé par
M. Duret.

Cet homme est apporté à l'hôpital Saint-Antoine, dans un
état de coma presque complet. Aucune des personnes qui
l'accompagnent ne peut donner de renseignements sur son
compte. L'interne de garde constate une rétention d'urine.
La vessie, fortement distendue, est sentie par le palper. Elle
remonte jusqu'à l'ombilic. Le cathétérisme évacuateur est
aussitôt pratiqué, mais incomplètement, au moyen d'une
sonde en gomme d'un calibre moyen.

Le lendemain matin, à la visite, le malade est toujours dans
le même état. Extrémités froides. Respiration sterforeuse.
Pouls petit. La percussion et la palpation de la vessie déno-
tent la présence d'un liquide abondant. Au toucher rectal, on
constate que la prostate est hypertrophiée. Un nouveau cathétérisme évacuateur est pratiqué, cette fois avec une sonde
métallique d'assez fort calibre. L'urine qui s'écoule est rosée,
puis tout à fait sanglante à la fin. Une injection d'eau boriquée est laissée dans la vessie.

Le malade meurt dans l'après-midi.

Autopsie. — Les organes génito-urinaires sont enlevés dans
leur ensemble. L'urèthre et la vessie sont incisés suivant leur
face supérieure.

L'urèthre est sain.

Prostate. — Elle est hypertrophiée et fait une saillie notable au col de la vessie, au niveau duquel a lieu une congestion intense.

Vessie. — Elle est distendue par un liquide sanguinolent, contenant de petits caillots, qui s'échappe quand on incise sa face supérieure. La vessie est grande, ses parois sont épaissies et présentent de nombreuses colonnes. La totalité de la muqueuse est rouge, infiltrée de sang. Le lavage fait à peine pâlir cette coloration forcée, mais il permet de saisir les détails qui tranchent mieux. En effet, la muqueuse est sillonnée d'arborisations vasculaires, et par places, surtout du côté du bas-fond, on observe des foyers hémorrhagiques tranchant par leur coloration rouge brunâtre, foncée, sur le fond rouge plus pâle de la muqueuse vésicale.

Uretères. — L'uretère droit est à peine dilaté. Il a sa coloration normale.

Le gauche atteint le volume du doigt ; il a une coloration brune et paraît distendu par du liquide. Il est incisé dans toute sa longueur. A l'incision il s'écoule un liquide sanguinolent analogue à celui qui contenait la vessie. Les parois de l'uretère sont épaissies, dures; la surface interne est ecchymosée comme celle de la vessie et on y observe de nombreuses arborisations vasculaires.

Les *Calices* et les *Bassinets*, dilatés, sont également remplis de sang presque pur du côté gauche. Ils sont également ecchymosés.

L'uretère du côté droit, incisé, n'a présenté que de très légères traces de congestion. Il contenait de l'urine non mélangée de sang.

Reins. — Le rein gauche est petit, il est environné d'une atmosphère cellulo-graisseuse dense et adhérente. A la coupe il paraît dur. La totalité de la substance présente la même coloration rouge intense qu'on observe dans le reste des voies urinaires, et cette coloration ne diminue que peu sous l'influence du lavage. La capsule fibreuse se décortique difficilement. La couche corticale, très peu distincte, paraît cependant amincie.

Le rein droit est petit, dur à la coupe ¡et beaucoup moins congestionné.

Poumons. — Congestion aux deux bases.

Cœur. — Il est gros. Le muscle cardiaque est épaissi ; à la coupe, on voit de petits tractus fibreux surtout au niveau des piliers. Les valvules sont saines. L'aorte est dure ; quelques petits points athéromateux. Les artères des membres sont dures au toucher.

OBSERVATION XVI

(Tuffier. — Thèse Doctorat 1885.)

Marc, 65 ans, sans antécédents urinaires autres qu'une très légère blennorrhagie à 24 ans.

Début des troubles urinaires il y a 6 ou 8 mois. Mictions fréquentes et difficiles. Le jet est très long à venir. Actuellement : urine le jour toutes les deux heures, difficilement, mais sans souffrir.

La nuit il perd ses urines dès qu'il s'endort. Il se réveille mouillé et finit alors d'uriner. Cela lui arrive 3 ou 4 fois chaque nuit, de minuit au matin.

Il vient consulter le 29 mai.

Vessie extrêmement tendue, dépassant l'ombilic. Prostate volumineuse au toucher rectal. L'urèthre est libre à l'explorateur n° 20. Canal très long.

Avec une sonde à béquille, évacuation de 200 gr. Jet violent d'abord qui tombe aussitôt. Injection de 100 gr. d'acide borique.

Les urines, très pâles, sont claires.

Le malade paraît en assez bon état général.

Même traitement pendant les trois jours suivants sans accidents. Les urines sont toujours claires, il n'y a pas de symptômes de cystite.

Le 2 juin, 30°, 4 le soir. La langue se sèche légèrement. Le 3 au soir délire, langue sèche, 38°, 5 ; quelques petits frissons. Les urines ne sont pas modifiées ; pas de douleur rénale. Le 4, coma complet : râle trachéal. Mort à 11 heures.

Urèthre sain, très long.

Hypertrophie prostatique peu prononcée.

Grande vessie distendue, encore assez épaisse, sans cystite récente.

Uretères dilatés des deux côtés.

Reins volumineux.

Le gauche, presque absolument atrophié par grosse dilatation du bassinet, contient urine claire ainsi que la vessie.

Le droit, mieux conservé. Ecchymose du bassinet dilaté qui contient urine très sanguinolente.

La vessie peut donc n'être pas seule en cause ; notre observation en est la preuve. |Le sang que contenaient l'uretère et les bassinets ne pouvait pas venir, on le sait, de la vessie. Et l'ecchymose dont ces canaux étaient le siège suffit pour en expliquer la présence. Le rein lui-même avait cette coloration rouge qui résistait en grande partie au lavage. Il est donc bien démontré que le point de départ de l'hématurie est le plus souvent dans la vessie, mais peut avoir lieu aussi dans l'uretère et dans le rein, ce qui montre une fois de plus combien toutes les parties de cet appareil, solidaires dans leur constitution anatomique, le sont aussi dans leur fonctionnement.

Et ce qui nous importe surtout, c'est que dans aucun cas on ne trouve de plaie de la face interne de la vessie, que nulle part on ne rencontre d'orifice vasculaire béant pouvant avoir été le point de départ de l'écoulement sanguin. MM. Guyon et Bazy font observer, dans les réflexions dont ils font suivre l'observation XIV, que ce qui est important, c'est l'uniformité de la coloration rouge ; et que si le col de la vessie, par suite d'une contusion ou d'une déchirure produite par l'instrument, avait été le point de départ de cette ecchymose, elle serait disposée de la façon suivante : ecchymose ayant son maximum au niveau même du col, au point contus, puis s'irradiant de là, en pâlissant progressivement et en se fondant insensiblement avec la coloration normale de la muqueuse vésicale ; celle-ci aurait, dans une étendue plus ou moins considérable, conservé sa teinte normale. Et enfin, cette extension se ferait surtout par l'intermédiaire du tissu cellulaire sous-muqueux ; or, nous savons que les ecchymoses que nous décrivons sont interstitielles.

Des faits que nous venons d'exposer, nous croyons pouvoir déduire le mécanisme de cette hématurie ; et nous nous appuierons donc pour le faire sur les points suivants :

1° L'hématurie est bien causée par la déplétion de la vessie.

2° Il n'y a pas d'ulcérations vésicales et le col de la vessie n'est ni déchiré ni contus.

3° La muqueuse des voies urinaires est le siège, soit en totalité, soit en partie seulement, d'une ecchymose qui a dû se faire en même temps dans toute son étendue.

4° Le sang provient des ruptures capillaires nombreuses qui se sont faites sur tous les points où siège l'ecchymose.

Or, en rapprochant ces différents résultats de ce que nous savons sur les effets que la distension vésicale imprime aux voies urinaires, nous pouvons voir ce qu'il faut penser des trois théories émises par les auteurs pour expliquer l'hématurie : expression de la muqueuse; rétablissement subit de la circulation dans les parois vésicales ; tendance au vide et aspiration.

Disons de suite qu'aucune d'elles ne suffit à expliquer tous les cas. Et la première doit même, si l'on s'en rapporte aux observations, n'être de mise que dans des cas bien rares, car pour que cette expression ait lieu, il faudrait supposer à la vessie une contractilité qu'elle n'a plus. Partout les observations ont noté un écoulement lent de l'urine par la sonde ; il se fait en bavant, et l'histologie de la paroi vésicale du vieillard nous en a donné la raison.

La théorie de l'aspiration vésicale nous paraît, quoique fondée sur une juste observation, empreinte d'une certaine exagération. Sans doute, elle peut s'appliquer à ce cas observé par Boyer, à la Charité, d'un homme chez qui le cathétérisme n'avait pu amener la déplétion de la vessie qu'accompagné de pressions sur l'épigastre, et dont la vessie, lorsque la compression fut cessée, aspira l'air avec une telle force que le bruit en fut entendu par le chirurgien.

Legrand (Union méd., 1860) aurait observé des cas analogues. C'est encore le mécanisme que l'on peut invoquer dans le cas suivant de Zambianchi, où la vessie était gênée à la fois dans son expansion et dans son retrait, par de nombreuses adhérences péritonéales siégeant dans tout le petit bassin.

Observation XVII

(Zambianchi. — Thèse Doctorat. 1875.)

Paturel, 52 ans. Entré le 27 août 1874. Mort le 20 août. Service de M. Guyon, salle Saint-Vincent, n° 4.

Cet homme arriva à l'hôpital dans un tel état de marasme qu'il ne survécut que 36 heures. Aussi les renseignements que nous avons recueillis sont-ils incomplets. Nous avons appris seulement que depuis deux ans environ il éprouvait de la difficulté pour uriner, qu'il urinait fréquemment et qu'il rendait parfois du sang à la fin de la miction.

Etat actuel. — 27 août. Le malade est faible, amaigri. Langue sèche ; appétit nul, soif très vive. Diarrhée abondante depuis quelques jours. Voix presque éteinte. Prostration des forces. Pouls petit.

Pas de douleurs au niveau des régions rénales.

La vessie ne paraît pas remonter au-dessus du pubis ; mais à la palpation de l'hypogastre, le malade accuse de vives souffrances.

Il urine souvent ; peu à la fois ; il n'y a pas d'incontinence.

28 août. — Un explorateur n° 21 franchit tout le canal. Une sonde à béquille donne issue à une certaine quantité d'urine qui, trouble tout d'abord, devient subitement sanglante.

M. Guyon diagnostique un fongus de la vessie.

Dans la soirée, le malade est très faible, son pouls est misérable.

Le 29. Mort à 7 heures du matin.

Autopsie. — Les poumons, le cœur, le foie, la rate sont normaux. Tous les organes contenus dans le petit bassin sont réunis en une seule masse. Le rectum, l'S iliaque, les anses de l'intestin grêle, la vessie sont agglomérés par des adhérences péritonéales très solides. Des dépôts fibrineux se voient sur les anses intestinales ; ils se laissent détacher par le manche du scalpel.

La plegmasie péritonéale est limitée au bassin.

La vessie est entourée d'une épaisse couche de tissus indurés qui devaient considérablement gêner son expansion. De petits abcès du volume d'un pois sont disséminés dans le tissu périvésical ; il s'en trouve aussi dans la paroi même du réservoir urinaire. La muqueuse, très congestionnée, présente des plaques d'un noir ardoisé. Elle est épaisse, friable, ulcérée par places.

Les deux lobes prostatiques, très hypertrophiés, forment dans la vessie deux saillies dont la surface est ulcérée et fongueuse.

Les uretères ne sont pas dilatés.

Les reins sont gros et congestionnés.

Mais de tels faits sont rares, croyons-nous, et la théorie du rétablissement de la circulation nous paraît plus conforme à la réalité dans la majorité des cas.

Considérons, en effet, ce qui se passe quand on pratique le cathétérisme dans les conditions où se produit l'hématurie : deux états absolument différents se succèdent brusquement dans l'appareil urinaire. D'une part, avant l'intervention, nous avons une muqueuse congestionnée souvent à un degré considérable, et cela à la fois par un appel de sang artériel (cause dynamique), et par insuffisance de déplétion veineuse (cause mécanique); altération dans la structure des vaisseaux; compression de la muqueuse vésicale par la pression excentrique de son contenu qui agit sur elle comme un tamponnement. D'autre part, après le cathétérisme, cessation plus ou moins rapide de cette compression salutaire et très pro-

bablement paralysie vaso-motrice succédant à la décompression et analogue à celle qui a lieu quand on enlève
la compression sur un membre ischémié par la bande
d'Esmarch.

Il y a donc là à la fois des actes mécaniques et des actes
dynamiques; jusqu'à il y a quelques années, les auteurs
avaient surtout insisté sur les premiers. Leur importance
est grande, sans doute, mais nous croyons devoir faire
ici une part notable aux autres, aux phénomènes dynamiques, c'est-à-dire à la congestion réflexe de tout l'appareil urinaire pendant la distension et à la paralysie vaso-
motrice quand elle a cessé.

On peut donc conclure que ce qui prépare l'hématurie,
c'est la congestion réflexe ou mécanique de tout l'appareil urinaire; ce qui la provoque, c'est la déplétion rapide
et complète du réservoir urinaire et la paralysie vaso-
motrice des vaisseaux, altérés dans leur structure, qui
succède à cette réplétion. Et un point sur lequel nous
désirons insister tout particulièrement, c'est que l'observation nous démontre que ces causes étendent leur influence non seulement à la vessie, mais à l'uretère, mais
au rein, ce qui est bien d'accord avec les études récentes
qui ont généralisé à tout l'appareil urinaire et les altérations séniles et les phénomènes congestifs dus à la rétention d'urine.

CHAPITRE IV.

Marche de l'hématurie. Son influence sur l'état
local des voies urinaires et l'état général du
malade. — Diagnostic.

Cette hématurie, connue dans son étiologie et dans sa pathogénie, il nous faut maintenant savoir comment elle se comporte, son abondance, sa durée et son importance pronostique.

Le plus souvent elle n'est en elle-même qu'un accident insignifiant. Elle peut être abondante, en effet, mais pas au point de mettre en danger les jours du malade par suite de la perte sanguine. Dans un cas de Chopart où le cathétérisme fut pratiqué dans le décubitus dorsal et où l'écoulement sanguin fut considérable, il y eut une syncope dans la nuit qui suivit le deuxième cathétérisme; mais le malade guérit. Dans les assez nombreuses observations d'hématurie ex vacuo que nous avons pu lire, nous n'avons rencontré, comme accident de ce genre, que celui que nous venons de citer. Aussi le plus souvent n'est-ce pas de ce côté que doit se porter l'attention du chirurgien.

La durée n'est pas en général très longue; la moyenne que nous avons obtenue par l'analyse de dix-sept cas où la durée était mentionnée est de deux jours et demi. Les durées extrêmes ont été de un jour et de sept jours. Il ne nous a pas paru qu'il y ait une relation entre la durée de l'hématurie et la gravité des cas. On en voit guérir après que l'hématurie a duré quatre, cinq ou six jours, tandis que souvent des malades succombent le jour même de l'apparition du sang dans l'urine, ou le lendemain. Ce qui prouve bien que ce n'est pas de la quantité de sang que rend le malade que doit se tirer le pronostic.

Toutefois il est une circonstance d'une certaine gravité qui est en relation directe avec l'abondance de l'hématurie; c'est la formation de caillots dans la vessie. En effet, « la formation de caillots au sein de la vessie est de règle constante ou à peu près dans tous les cas d'hématurie un peu abondante. » (Guyon, *Leçons cliniques*). Or, si c'est là un accident qui, le plus souvent, n'a pas d'importance, il peut arriver que ces caillots volumineux oblitèrent le col vésical, et soient eux-mêmes la cause d'une nouvelle complication. Ces caillots sont, en général, évacués soit spontanément, soit par les instruments. Leroy cite un cas fort curieux communiqué par Tronchin à l'Académie des Sciences, en 1735, où le sang sortit pendant quatre jours et quatre nuits et passant par l'urèthre comme à travers une filière, il prit la forme vermiculaire; un de ces caillots mesura jusqu'à douze aunes de longueur! Mais ces faits sont exceptionnels; le plus souvent l'évacuation doit en être faite et, à part quelques rares cas, elle a lieu assez facilement. Nous nous réservons de parler, quand nous nous occuperons du traitement, des circonstances où le caillot est un réel obstacle à la sortie du contenu vésical par son volume.

Mais le plus souvent voici comment les choses se passent après que l'hématurie s'est produite. Les urines qui

avant de contenir du sang étaient limpides et acides ne
reprennent pas leur aspect primitif. A mesure qu'elles
contiennent moins de sang, elles deviennent troubles, et
quand elles ont cessé tout à fait d'en contenir, on constate que ce sont des urines purulentes, qu'elles sont al-
calines. En même temps la fièvre apparaît, et l'état général bien souvent déjà grave s'altère de plus en plus.
L'hématurie a ouvert la porte à de terribles complications de la rétention d'urine, la cystite, la pyélo-néphrite,
la fièvre urineuse. Cela, bien entendu, dans les cas où
ces lésions n'existaient pas déjà. Or on sait qu'elles sont
fréquentes chez les malades qui sont exposés à l'hématurie que nous étudions. L'âge du malade a déjà altéré
ses reins, l'âge de la maladie les altère plus encore. Chez
eux le rein chirurgical vient se greffer sur le rein sénile.
Chez de tels malades, l'apparition d'une hématurie est de
la plus haute gravité. Les symptômes s'accentuent aussitôt et les accidents avec lesquels le malade vivait depuis
longtemps prennent une marche suraiguë, et la mort ne
tarde pas à survenir comme cela eut lieu dans l'observation suivante recueillie par Legrand dans le service de
Demarquay.

OBSERVATION XVIII.

(Alb. Legrand. *Union médicale*, 1860.)

*Distension vésicale. Rétention avec miction par regorgement.
Cystite. Pyélonéphrite. Cathétérisme. Hématurie. Mort.*

T... (Pierre-Théodore) magistrat dans une ville des départe-
ments, âgé de 59 ans, entre le 27 mars dans le service.

Dès sa première jeunesse il a toujours ressenti de fréquentes attaques de dysurie sous l'influence des plus légers écarts de régime ; l'usage des vins blancs, entre autres le vin de Champagne, les déterminait presque à coup sûr.

Il a eu plusieurs uréthrites qui ont été toutes rapidement guéries ; jamais de signe de rétrécissement. Si l'on excepte de fréquentes migraines, d'une bonne santé habituelle jusqu'à il y a deux ans ; il vit à cette époque ses fonctions digestives s'altérer ; des symptômes de dyspepsie bilieuse se développèrent donnant fort rarement du sang, mais en revanche origine d'une leucorrhée anale assez abondante. Pour ces différentes manifestations morbides il fut envoyé à Vichy et s'en trouva fort bien.

Au commencement de 1859 il éprouva une dificulté croissante d'uriner ; et enfin au mois de novembre de la même année apparut une tumeur hypogastrique. Cette tumeur exerça la sagacité de plusieurs médecins de la localité et la nature en fut méconnue. Un seul de ces honorables praticiens avança timidement qu'il pouvait bien y avoir quelque chose du côté de la vessie et les choses en restèrent là ; sur ces entrefaites, il y a deux ou trois mois, la fièvre s'alluma et l'empoisonnement urineux se décela par des frissons quotidiens, l'amaigrissement, la teinte plombée générale de la peau, la soif et la diarrhée. Bientôt à la rétention d'urine succéda l'incontinence, ce qui ne servit pas à mettre sur la voie du diagnostic les médecins consultés. En même temps les tumeurs hémorrhoïdales prirent un volume très considérable ; elles devinrent le siège d'un flux sanguin presque continuel, et contribuèrent encore à épuiser le malade. A part la perte de limpidité, les urines ne présentèrent rien de remarquable. Le magistrat se décida à venir à Paris. Le lendemain de son arrivée 28 mars, on constate l'état général et local sus-indiqué. Le cathétérisme fut immédiatement et facilement pratiqué par M. Demarquay, à la vue de la distension de la vessie qui remontait jusqu'à l'ombilic et présentait une fluctuation manifeste. A son grand ébahissement le malade vit disparaître sa tumeur à mesure que s'écoulait l'urine, qui ne sortait du reste qu'en bavant. Ce liquide, d'un jaune trouble, remplit à peu près la valeur de 1 litre 1/2. A ce moment, dans un dernier demi-litre, apparition de sang qui d'abord mélangé à l'urine sortait à la fin pur et rutilant. Prescription: Tisane de ratanhia, Julep avec 1 gram. de perchlorure de fer. Injections répétées d'eau froide. Sonde à demeure. 1 degré d'aliments. L'hémorrhagie persiste encore deux jours tout en diminuant d'intensité. Continuation du traitement interne et local.

Le 1 avril les urines ne contiennent plus que de minces débris de fibrine décolorée, qu'entrainent les injections vésicales. L'arrêt de l'hémorrhagie permet alors de constater la présence d'une valvule de la prostate ; la sonde d'argent traverse aisément toute la longueur de cette glande ainsi que le col de la vessie ; mais ensuite en cherchant à retirer l'algalie on sent une légère résistance aux efforts de traction, et si on l'abandonne à son propre poids, elle rentre dans la vessie comme aspirée par le canal de l'urèthre. En même temps que la circulation vésicale est rétablie, le bourrelet hémorrhoïdal et le flux sanguin dont il était la source ont disparu ; le malade en éprouve un tel soulagement qu'il attire lui-même notre attention à ce sujet. Prescription ; tisane de kina, vin de quinquina vin de Bordeaux, 2 degrés d'aliments. On maintient la sonde à demeure.

A quelques jours de là, pour diminuer l'atonie persistante de la vessie on ajoute au traitement tonique ci-dessus, l'emploi de l'électricité, un pôle appliqué dans le rectum, l'autre pôle promené sur la région hypogastrique.

Le 10 avril, l'état général un moment relevé s'aggrave, les urines qui avaient été pendant quelques jours assez claires commencent à contenir du pus. On suspend l'électrisation. Même traitement interne.

Le 15. Les symptômes d'adynamie s'accentuant davantage ; frissons quotidiens, pouls fréquent, faible, irrégulier, langue et lèvres fuligineuses, diarrhée incoercible, faiblesse générale intelligence embarrassée. La gravité de cet état va croissante jusqu'au 26 avril où le malade succombe dans le coma aux progrès de cette fièvre urineuse.

L'autopsie ne put être obtenue.

L'appréciation exacte de l'état des voies urinaires d'un malade étant chose des plus délicates, il est souvent difficile de faire la part de ce qui revient à l'intervention lorsqu'on peut constater des symptômes aigus du côté de ces organes. Cependant nous pouvons faire ce départ, car on est en droit de considérer comme exempt de toute espèce d'inflammation l'appareil urinaire d'un homme qui n'a ni fièvre, ni troubles digestifs, et dont l'urine, de quantité à peu près normale, est limpide et de réaction acide. Or il existe des observations de rétention d'urine survenant chez de tels malades où l'intervention a déterminé une hématurie qui fut suivie d'accidents locaux et généraux graves.

Il nous faut tout d'abord distinguer deux cas : celui où le malade est rapidement emporté après le cathétérisme qui a provoqué l'hématurie ; celui où il survit quelques jours après cet accident.

Dans nos observations XIII, XIV et XV, les malades rentrent dans la première catégorie. Et elles sont importantes en cela que la vérification anatomique a été faite dans les trois cas.

Nulle part on n'a trouvé de pus dans les voies urinaires ; il n'y avait pas trace d'inflammation ancienne. Et pourtant les malades ont été emportés l'un en quatre jours, les deux autres en un jour. Nous en trouvons l'explication dans les symptômes qu'ont présentés les malades. Celui de l'observation XIII eut un frisson assez intense après la première hématurie et la température atteignit successivement 38°, puis 39° et se maintint à ce dernier chiffre jusqu'à la mort. La peau sèche, l'anorexie absolue, la langue également sèche complètent ici le tableau de la fièvre urineuse. Le malade de l'observation XIV nous présente le même tableau bien manifestement sous l'influence de l'hématurie qui a suivi le cathétérisme.

Par conséquent les malades qui, sous l'influence du cathétérisme, ont une hémorrhagie des voies urinaires, sont exposés à la fièvre urineuse, et à une fièvre particulièrement grave, car la mort peut survenir avec une très grande rapidité.

Bien que cela ne rentre pas complètement dans le cadre de ce travail, nous ne pouvons nous empêcher de faire remarquer qu'en face de ces faits peut se poser de nouveau à nous le problème si complexe de la pathogénie de l'empoisonnement urineux. Et certes ici notre embarras serait grand si nous voulions adopter l'une des théories au détriment de l'autre. En effet l'absorption urineuse s'explique facilement quand on songe aux ouvertures multiples de tous ces capillaires qui versent le sang dans les voies urinaires et qui sont autant de portes d'entrée pour les matériaux qu'on a accusés de produire l'intoxication. Mais en même temps la théorie rénale peut trouver des arguments sérieux dans ce fait que le rein est brusquement le siège d'une congestion telle que sa fonction éliminatrice peut en être entravée et que la rétention dans le sang de certains produits nuisibles peut avoir lieu. Dans le cas présent, les deux modes pathogéniques se combinent donc, et s'il est des cas bien démontrés où l'un des deux peut seul être invoqué, peut-être la gravité toute spéciale de l'empoisonnement urineux qui succède aux hémorrhagies *ex vacuo* a-t-elle sa cause dans cette combinaison. La fièvre urineuse ici est fatale, et elle doit revêtir toute son intensité.

Mais cela ne concerne que les cas où la mort est survenue rapidement et où on n'a pas eu le temps de constater des modifications locales autres que l'hémorrhagie. Et nous savons que le plus souvent on trouve à l'autopsie des lésions multiples de l'appareil urinaire : cystite, pyélonéphrite. Comme nous le disions, nous avons affaire ici à ces cas où l'urine claire et limpide avant l'hématurie devient après elle trouble et chargée de pus. Nous en donnons ici quelques observations.

OBSERVATION XIX (résumée).

(Zambianchi. — Thèse Doc. 1875)

B. (Pierre), 79 ans, charron. Entré le 10 octobre 1874 à l'hôpital Necker, service de M. Guyon, salle St-Vincent, n° 10.

Depuis un an au moins, une fois par nuit se lève pour uriner. Huit jours avant son entrée à l'hôpital voyage de 100 lieues en chemin de fer, la nuit. Très grand froid aux pieds. En descendant du train il essaye en vain d'uriner. Il prit le lit ; pendant 6 jours il urina par regorgement.

11 octobre. — Peau chaude, langue sèche, vessie remonte jusqu'à l'ombilic. L'explorateur n° 22 pénètre facilement dans la vessie. On introduit une sonde à béquille n° 18. L'urine s'écoule claire, acide, puis à un moment donné elle prend une teinte rosée. On arrête l'évacuation.

Du 12 au 15. — Urine trouble, fièvre, même état général.

Le 16. — Urine trouble contenant du sang.

Le 17. — On lave la vessie et on fait dans son intérieur une injection avec une solution de nitrate d'argent au 1/1500.

Elle est renouvelée le 20.

Le 21. — L'urine contient du sang.

Amélioration jusqu'au 24. Ce jour-là, plus mal ; nouvelle injection.

Le 25, urine mélangée de sang.

Mieux progressif. Encore une injection le 28.

Le malade sort dans les premiers jours de novembre. Bon état général. Urine seul, mais a besoin de la sonde pour vider complètement sa vessie.

Observation XX (résumée).

(Malherbe. Thèse 1872, empruntée à Jacksch.)

Un journalier de 70 ans, malade seulement depuis quatre mois, est pris après excès de bière, et après avoir souffert du froid, de rétention d'urine. Il y eut miction par regorgement d'urine sanglante.

A son entrée à l'hôpital, vessie modérément distendue ; miction parfois involontaire. Urine limpide, alcaline, ne contenant ni sang ni albumine.

Huit jours plus tard, fièvre, hématurie nouvelle, douleur vésicale ; perte de l'appétit ; muqueuse buccale sèche ; visage abattu. L'urine vidée avec la sonde est une bouillie fétide contenant du sang, du pus.

Vers le 19 juin, l'état général s'aggrave : somnolence ; peau couverte d'une sueur muqueuse. L'urine continue à être fétide, à contenir du sang, du pus.

Diarrhée abondante. Collapsus. Puis, délire. Et mort le 21 juin dans le coma.

A l'autopsie on trouve les deux reins parsemés de foyers purulents. La vessie était dilatée. La prostate était fibreuse et à la partie interne de son lobe gauche s'élevait une saillie ronde de la grosseur d'un haricot qui aplatissait complètement l'urèthre.

Ces deux observations ne font que s'ajouter à d'autres que nous avons publiées plus haut ; en particulier, l'observation IX et l'observation XI sont des exemples bien nets où l'urine claire au début est devenue purulente manifestement après l'hématurie.

Par conséquent, les malades chez lesquels le cathétérisme a déterminé une hématurie sont sous le coup d'accidents inflammatoires souvent graves du côté de la vessie, de l'uretère et des reins. Cela du reste n'a rien qui doive nous étonner. Nous savons en effet que les opérations diverses qui se pratiquent sur les voies urinaires peuvent être suivies de ces mêmes complications, que ce soient des opérations sanglantes ou non. La congestion réflexe qu'elles déterminent dans tout l'appareil a franchi les limites qui la séparent de l'inflammation. La cystite et la néphrite sont créées. Or, combien est plus souvent intense la congestion qui accompagne les cas que nous étudions, puisqu'elle arrive à déterminer des hémorrhagies. Par conséquent, ici ce n'est pas, comme nous l'avons dit, l'hématurie en elle-même qui est à craindre, mais son apparition est l'indice d'une telle poussée congestive qu'elle acquiert de ce chef une importance pronostique considérable. Le sang dans l'urine indique que le terrain est merveilleusement préparé pour l'inflammation, et en effet il est bien peu de cas, favorables ou non, qui ne se soient accompagnés d'un certain degré de cystite et de néphrite.

On peut donc conclure de ce qui précède que l'hématurie n'a pas par elle-même un pronostic fâcheux, car ce
n'est pas par elle que meurent les rétentionnistes, mais
que cependant elle doit être considérée comme grave,
car :

1° Elle aggrave les complications qui existaient déjà.

2° Elle ouvre la porte à l'absorption urineuse.

3° Elle est l'indice d'une poussée congestive de l'appareil urinaire assez violente pour que la cystite et la
pyélo-néphrite puissent éclater.

4° Enfin, comme nous allons le voir, elle rend extrêmement délicat le traitement de la rétention d'urine.

Nous avons tenu à montrer les conséquences parfois
redoutables de cet accident en apparence si peu important. Cependant il ne faudrait pas pousser le tableau trop
au noir. La guérison peut s'observer, même après que les
complications sont survenues. Plus d'une de nos observations en est la preuve. Parmi toutes celles qui nous sont
passées entre les mains pendant que nous préparions ce
travail, c'est dans environ la moitié des cas que les malades ont échappé à la mort.

Nous ne nous appesantirons pas sur le diagnostic de
cette hématurie. En effet, les circonstances dans lesquelles
elle survient sont assez caractéristiques. Toutefois, comme
des calculs, des néoplasmes vésicaux ou rénaux peuvent
donner lieu à des écoulements sanguins qu'on pourrait
confondre avec ceux-ci, il est bon de signaler ici l'obligation où l'on se trouve, si l'on veut affirmer qu'il s'agit
bien d'une hématurie dont la rétention est la cause ex-

clusive, d'explorer suffisamment les voies urinaires pour écarter toute idée de néoplasme ou de calcul.

CHAPITRE V

TRAITEMENT PRÉVENTIF. — TRAITEMENT CURATIF.

La connaissance exacte de la pathogénie de ces hématuries doit nous amener, par un traitement rationnel de la rétention d'urine, à éviter cet accident dans la plupart des cas. Depuis longtemps, les auteurs spéciaux avaient insisté sur la nécessité d'une évacuation lente de la vessie, et nous avons déjà vu que c'est dans Civiale que nous trouvons exposé pour la première fois, dans toute sa netteté, avec raisons et observations à l'appui, ce précepte si important. Mais là se bornaient les recommandations des maîtres jusque dans ces dernières années. M. le professeur Guyon a complété les indications du traitement en conseillant dans ces cas de pratiquer ce qu'il appelle le cathétérisme lent, intermittent, progressif et antiseptique. Chacun de ces différents termes a une importance capitale, ainsi que nous allons le voir, en les mettant en face et du mécanisme de l'hématurie et des complications qui peuvent lui succéder.

Nous savons que le sang apparaît dans l'urine dans deux cas : quand la congestion qui est sous l'influence de la distension vésicale est portée à son summum, et quand l'évacuation a lieu dans certaines conditions, c'est-à-dire quand elle est rapide et complète. Dans le premier cas, il faudra donc éviter cette distension ; et une partie de ce soin revient au malade qui, par l'hygiène spéciale à tout prostatique à la première période (éviter les refroidissements, les excès de table, obéir à la première sollicitation de la vessie qui demande à être vidée), pourra s'épargner pour longtemps, sinon pour toujours, la rétention d'urine. L'autre partie, quand la rétention est survenue et que l'hématurie est venue avec elle, est tout entière du domaine du chirurgien. Et comme alors il est là en présence d'un malade chez qui la congestion se trouve être à la fois cause et effet des accidents, son premier soin devra être d'abord de s'adresser à cette congestion. Ce n'est qu'ensuite que ce cathétérisme qui, dans certains cas, est la cause de l'hématurie, pourra être une arme contre lui. La distension amène la congestion et, partant, l'hématurie ; en évitant la première nous éviterons les autres. C'est ce qui ressort bien des deux cas de Civiale que nous avons reproduits au début du chapitre III. Il ne faut pas laisser la vessie se distendre. Quant à la manière dont doit être fait ce cathétérisme, nous allons le voir en nous occupant du traitement préventif des hémorrhagies ex-vacuo.

Celles-ci se produisent, avons-nous dit, quand l'évacuation, cathétérisme ou ponction, a été rapide ou complète. Ce sont donc là deux choses qu'il faudra avant tout éviter. Et la quantité d'urine qu'on devra retirer de la vessie la première fois ne devra pas dépasser un litre ou un litre et demi. Elle devra, du reste, être proportionnelle à la quantité qu'on suppose contenue dans la vessie, et, dans tous les cas, il faudra en laisser la moitié dans la vessie. Et, enfin, ce qu'on retirera devra être évacué lentement, c'est-à-dire avec un instrument de petit calibre (16 de la filière Charrière environ) et avec des interruptions, « de manière à mettre un quart d'heure ou même une demi-heure pour retirer une petite quantité d'urine » (Guyon, *Clinique. Annales mal. org. gén. ur.*, 1884). On aura ainsi paré au premier danger. Sous l'influence de cette diminution dans la distension, la congestion diminuera, les chances d'hématuries seront amoindries. On pourra donc, quelques heures après, recommencer cette évacuation en prenant les mêmes précautions. Et ce n'est que graduellement, non pas au bout de plusieurs cathétérismes, mais après plusieurs jours d'évacuations ainsi répétées et, de plus en plus complètes, qu'on pourra arriver à mettre la vessie à sec. La décompression brusque à la surface de la muqueuse urinaire aura été ainsi évitée ; la diminution lente de la congestion que la distension y entrenait aura été favorisée, et la paralysie vaso-motrice des capillaires vésicaux n'aura pas lieu. On aura, en un mot, ménagé la susceptibilité du système circulatoire. C'est là le cathétérisme intermittent et progressif.

Il doit être plus encore. Pour se mettre autant que possible à l'abri de certaines complications telles que la fièvre urineuse, le cathétérisme doit être, en outre, antiseptique ; c'est-à-dire fait avec des instruments extrêmement propres, lavés à l'eau phéniquée, trempés dans l'huile phéniquée pour être introduits dans la vessie. Enfin, on doit remplacer à chaque cathétérisme une partie de l'urine évacuée par de la solution boriquée à 4 pour 100, poussée très lentement dans la vessie au moyen d'une seringue.

Nous avons résumé ici les indications importantes remplies journellement dans le service de M. le professeur Guyon et qui sont de nature à éviter la production de l'hématurie dans la mesure du possible. Nous ajouterons que l'on n'est autorisé à placer une sonde à demeure que dans deux cas : celui où une fausse route antérieure rend le cathétérisme difficile et douloureux; celui où le praticien appelé près d'un malade, qu'il ne peut revoir plusieurs fois dans la même journée, doit cependant le faire bénéficier de l'évacuation progressive. Enfin, on pourra compléter le traitement par l'emploi de moyens propres à diminuer la congestion du petit bassin.

Arrêter l'hémorrhagie a été de tout temps la préoccupation de tous les chirurgiens, et les moyens proposés ne manquent pas. Ils sont d'accord du reste pour une intervention très modérée dans le cas d'hématurie peu abondante. Le repos, quelques applications froides sur l'hypogastre, suffisent en général. Mais en ce qui concerne les hématuries abondantes avec caillots, un véritable luxe de procédés s'offre à nous.

Bégin, Lallemand, Demarquay, Legrand, Civiale proposent des injections d'eau, d'abord tiède, puis, peu à peu, de température moindre ; ils pensent ainsi diviser, dissoudre et entraîner le contenu de la vessie, en même temps que l'eau froide agit sur les parois du réservoir urinaire, pour les tonifier et leur rendre leur contractilité. Un grand nombre d'auteurs ont proposé d'exercer une action directe sur les caillots, et cela par des moyens divers. Nous lisons dans la thèse de Rouxeau (des hémorrhagies dans la taille), que Marianus Sanctus avait proposé dès longtemps l'injection d'un mélange de sel et d'urine humaine. Depuis, nombre d'injections modificatrices ont été employées. Houstet et Deschamps préconisaient l'alun; Chopart, un mélange d'un tiers d'eau de chaux dans deux tiers d'eau pure; Mercier, qui s'élève violemment contre les injections d'eau froide, en les accusant de produire la cystite et la pyélonéphrite, cautérisait la surface interne de la vessie avec une solution de nitrate d'argent. Reliquet semble avoir tiré un excellent parti des injections de tannin pour dissoudre et entraîner les caillots. Et, parmi les chirurgiens, plus d'un complétait son intervention par l'aspiration des débris de caillots au moyen d'une seringue adaptée à la sonde. O. Larcher, dans l'article Hématurie, du Dictionnaire de médecine et de chirurgie pratiques, conseille d'employer à cet effet l'aspirateur à lithotritie.

Rigal de Gaillac avait même inventé un appareil spécial, composé d'une sonde en gomme élastique, dans laquelle il faisait tourner un fil de fer disposé en spirale, avec lequel il ramenait les caillots.

Et dans les cas où ces divers moyens n'avaient pas réussi, certains chirurgiens pratiquaient la lithotritie, comme Civiale, ou conseillaient même l'extraction des caillots par la cystotomie, comme Larrey.

Enfin, outre ces traitements locaux multiples, Demarquay, et Mercier surtout, instituaient un traitement interne; le ratanhia, le perchlorure de fer, la digitale, l'ergot de seigle, en faisaient tous les frais. Thompson pour qui l'intervention intravésicale dans ce cas est absolument contre-indiquée, insiste sur le traitement interne. « Si la perte de sang est suffisante pour menacer le malade, ou pour produire un effet appréciable sur son état général, il deviendra nécessaire d'employer des médicaments internes. Le chirurgien peut les choisir parmi les suivants, ou les essayer dans leur ordre de succession, si le premier n'est pas favorable. Les acides gallique ou tannique (30 à 45 centigr.), avec ou sans quelques gouttes d'opium, trois fois par jour, ou plus souvent s'il est nécessaire ; l'alun ou l'alun de fer, à la dose de 60 centigrammes à 1 gr. ; le matico en teinture ou en infusion ; l'acide sulfurique, dans une infusion de roses ; l'acétate de plomb et l'opium ; dix ou douze gouttes de térébenthine suspendues dans un mucilage et fréquemment répétées, etc... »

De cette revue des trop nombreuses méthodes thérapeutiques opposées à l'hématurie que nous étudions, il peut peut-être sortir cet enseignement que moins on y touchera, mieux cela vaudra. Et c'est bien, en effet, la conclusion à laquelle arrive M. Guyon. Car, tout en étant d'avis qu'il est nécessaire d'intervenir dans certains cas, il nous faut rejeter : toute manœuvre violente qui ne peut que léser davantage des vaisseaux friables ; les injections coagulantes qui agissent surtout en favorisant la formation des caillots dans la vessie, ce qu'on doit éviter, et qui n'ont qu'une action douteuse sur les parois vésicales ; la majorité des traitements internes dont l'emploi ne peut, en général, que donner une fausse sécurité.

Au moment où l'hématurie s'est produite, il y a une

détente dans la congestion générale de l'appareil urinaire. La vessie est moins distendue. Elle se remplit de nouveau, cette fois d'urine mélangée de sang. Et la distension qui en résulte peut être très légère ou excessive. Dans le premier cas, la présence d'une quantité modérée de liquide dans la vessie est un bienfait, car elle agit comme un tamponnement sur les vaisseaux de la paroi, et c'est en respectant cette première hématurie qu'on se garde d'une seconde. Il faut seulement éviter autant que possible la formation des caillots; on y arrive en reproduisant dans l'organisme une expérience que M. le professeur Guyon faisait à sa clinique : c'est la facile dilution du sang, la déformation et la liquéfaction des globules sanguins par une addition d'eau à des urines sanglantes contenues dans un verre. On arrive au même résultat en prescrivant aux hématuriques « des boissons délayantes assez abondantes pour rendre l'urine aqueuse ». Si la distension est excessive, il peut être urgent d'intervenir, car tous les inconvénients de la distension vésicale exagérée vont reparaître et comme cette congestion va se reproduire sur des vaisseaux ouverts, ce sera entretenir l'hématurie que de ne rien faire. « Rien n'est plus obligatoire que le cathétérisme évacuateur, mais rien aussi n'est plus difficile à obtenir que l'évacuation du réservoir. » (Guyon. Leçons cliniques.) Nous résumerons ici les conseils que donne le professeur pour arriver à ce résultat : Introduire dans la vessie avec tous les ménagements possibles une grosse sonde n° 22 ou 24 avec de grands yeux; tenir le malade couché; au besoin le siège un peu élevé pour éviter que les caillots ne viennent obturer les yeux de la sonde.

Évacuer une partie du liquide et injecter dans la vessie une solution de tannin à la dose de 1 gramme à 1 gr. 50 pour 100, à une température tiède. Puis quelques heures après, à une nouvelle évacuation, essayer de faire sortir par la sonde les caillots morcelés, soit en faisant tousser le malade, soit en faisant avec une seringue adaptée à la sonde des aspirations courtes et brusques. Mais une telle intervention ne doit avoir lieu que quand elle est absolument indispensable. Car « nous sommes bien loin alors de ces manœuvres de douceur extrême qui sont de règle absolue en face de toute hémorrhagie ».

Et c'est donc par des moyens médicaux qu'il faudra essayer le plus souvent de triompher des accidents. Reliquet repousse l'emploi de l'ergotine. En admettant que ce médicament ait une action sur le muscle vésical comme il en a une sur le muscle utérin, tandis que sur ce dernier il peut agir d'une façon utile en resserrant les mille ligatures vivantes dont parle M. Pinard, dans la vessie au contraire il augmenterait encore la congestion de la muqueuse en resserrant le plexus intra-musculaire de Gillette et en empêchant les plexus de la muqueuse de se déverser dans le réseau sous-péritonéal et de là dans le carrefour veineux périprostatique. Et de fait, elle n'a pas donné de bons résultats à M. Guyon qui l'a essayée. Les boissons délayantes, la térébenthine à l'intérieur sont les moyens qu'il préconise. Reliquet a employé avec succès les lavements de chloral, et les résultats qu'il a obtenus paraissent assez concluants pour que nous rapportions ici deux de ses observations :

Observation XXI (résumée).

(Reliquet, Gaz. hôp. 1878).

Hypertrophie de la Prostate. Rétention chronique incomplète avec distension. Hématuries. Injections de tannin. Insuccès de l'ergotine. Lavements de Chloral. Arrêt de l'hémorrhagie.

Au mois de juillet 1875, je suis appelé près d'un vieillard âgé de 75 ans que je vois avec MM. les docteurs Bouchard et Cottard. Les troubles de la miction sont anciens. Le malade est obligé de se sonder depuis plusieurs années, ce qu'il fait régulièrement quatre fois par vingt-quatre heures. Déjà deux étés différents, au moment des grandes chaleurs, ses urines ont été chargées de sang. Actuellement, la sonde en gomme dont il se sert habituellement et qui est une sonde à grande courbure ordinaire pénètre difficilement dans la vessie et quand elle y arrive, ses yeux étant bouchés immédiatement par des caillots ne laissent pas sortir l'urine. Immédiatement je me mets en devoir de vider la vessie des caillots qu'elle contient et je termine par un lavage de la vessie à l'eau tiède. Je fixe la sonde à demeure en prescrivant de faire des injections dans la vessie chaque fois qu'on débouchera la sonde. Purgatif salin. Intestin maintenu vide avec de grands lavements tièdes matin et soir. Au toucher, prostate très volumineuse.

Malgré le repos et les moyens qui empêchaient toute espèce d'efforts pour uriner, le sang continuait à s'écouler par la sonde. La persistance de cette hémorrhagie nous fit rechercher l'hémostatique qui conviendrait en pareil cas et il fut convenu que nous donnerions l'ergotine à la dose de 3 grammes. Mais ce fut sans résultat. Nous abandonnâmes bientôt cette médication.

En raison de l'état de contracture persistant de la vessie qui ne reprenait plus son état de dilatation habituelle, je proposai de donner de petits lavements de chloral portés très haut dans le rectum au moyen de la canule en gomme de 15 centimètres (1 gr. 50 de choral pour 150 grammes). Ce lavement devait être répété toutes les deux heures. Après le troisième, la vessie se dilata davantage, les urines continrent moins de sang. Le lendemain, on donna un lavement au chloral matin et soir, et la vessie reprit complètement sa dilatation habituelle et le sang s'arrêta. Certainement avec l'opium en lavements on aurait pu produire le même calme de la vessie; mais devant les phénomènes aigus, craignant un état congestif du rein, je n'ai pas voulu proposer de lavements laudanisés.

OBSERVATION XXII (résumée).

(Reliquet, Gaz. hôp. 1878.)

Il s'agit d'un confrère venu à Paris pour se faire opérer de la pierre. Le col de la vessie était fongueux; on ne pouvait pas introduire une sonde en gomme sans avoir du sang. Chaque cathétérisme provoquait invariablement des accès de fièvre. Rein gauche gros comme une tête de fœtus; flottant. Ancienne fracture du pubis avec cal volumineux.

Reliquet fait la taille latéralisée ou plutôt presque médiane en faisant au col une incision de 1 cent. 1/2. Pierre d'oxalate, ronde, 2 cent. de diamètre; facilement retirée. Hémorrhagie artérielle et en nappe, impossible à arrêter. Tamponnement. Le sang filtre entre la chemise du tamponnement et la plaie.

Quatre petits lavements de 1 gr. 50 de choral, un chaque heure. Les spasmes cessent. Le tamponnement est supporté. Hémorrhagie complètement arrêtée.

Au onzième jour, mort par complications rénales.

La sédation que produit une telle intervention sur la circulation de tout le petit bassin peut donc être utilement mise à profit dans ce cas.

Et nous résumerons ainsi l'intervention dans un cas de rétention d'urine chez un vieux prostatique :

1° Pratiquer le cathétérisme lent, intermittent, progressif et antiseptique, pour habituer de nouveau à se contracter et à revenir sur elle-même une vessie qui en a perdu l'habitude, et pour éviter autant que possible les complications.

2° Quand l'hématurie est apparue, chercher avant tout à diminuer la congestion (intestin libre, sangsues, lavement de chloral) et à éviter la formation des caillots boissons délayantes abondantes) et quand il faut intervenir, ne le faire qu'avec une extrême douceur.

CONCLUSIONS

1° On peut observer chez les vieillards prostatiques atteints de rétention d'urine des hématuries qui surviennent soit en dehors de toute intervention, ce qui est assez rare, soit plus fréquemment à la suite de cathétérisme.

2° Ces hématuries ne reconnaissent pour cause ni une contusion, ni une plaie de la vessie. Leur point de départ est dans tout l'appareil urinaire, vessie, rein, uretère. Elles sont préparées par la congestion qui est sous l'influence de la distension et par les lésions des vaisseaux qui en altèrent la solidité des parois. Elles paraissent résulter dans la plupart des cas de l'augmentation de la pression sanguine dans les capillaires de la muqueuse urinaire; dans certains cas, cette pression devient supérieure à celle de l'urine contre les parois : l'hématurie a lieu avant l'intervention ; dans d'autres cas, si la vessie a été vidée rapidement et complètement, il y a cessation de cette sorte de tamponnement par l'urine, paralysie vasomotrice des capillaires, augmentation plus grande encore dans la pression vasculaire; les capillaires se rompent et il y a hémorrhagie en pluie dans tout ou partie des voies urinaires.

3° Cette hématurie n'a pas par elle-même un pronostic fâcheux, mais elle est grave parce qu'elle augmente les complications préexistantes, elle ouvre la porte à l'absorption urineuse, elle est l'indice d'une poussée congestive de l'appareil urinaire assez violente pour faire éclater la cystite et la pyélonéphrite.

4° On peut éviter cette hématurie, en ne vidant la vessie dans les cas de rétention d'urine que très lentement et incomplètement. Lorsqu'elle a lieu cependant, essayer contre elle avant tout les moyens médicaux et n'en venir à une intervention intravésicale que si on y est obligé. Dans ce cas on doit agir avec une douceur extrême.

INDEX BIBLIOGRAPHIQUE

DESAULT. — Œuvres chirurgicales, 1813.

AMUSSAT. — Leçons sur les rétentions d'urine causées par les rétrécissements du canal de l'urèthre et sur les maladies de la prostate, 1832.

BÉGIN et LALLEMAND. — Diction. en 15 vol. Art. Hématurie, 1833.

HOME. — Traité des maladies de la prostate, trad. par Marchant, 1839, p. 66.

CHOPART. — Traité des maladies des voies urinaires, 1842, p. 277.

CIVIALE. — Traité pratique sur les maladies des organes génito-urinaires, 2ᵉ éd., 1858, t. III, p. 210, 235, 252, 263, 354, 392.

LEGRAND. — Quelques mots sur l'hématurie dans ses rapports avec la rétention d'urine et le cathétérisme. Union médicale, 1860, p. 465.

MERCIER. — Sur l'hématurie qui suit le cathétérisme dans quelques cas de rétention d'urine. Union médicale, 1861, p. 41.

MALHERBE. — La fièvre dans les maladies des voies urinaires. Thèse doctorat. Paris, 1872. (Obs. LXIV.)

LARCHER. — Dict. méd. et chirurg. prat. Art. Hématurie, 1873, t. XVII, p. 356.

ZAMBIANCHI. — Hypertrophie de la prostate. Thèse Paris, 1873.

RELIQUET. — Leçons sur les hémorrhagies des voies urinaires. Gaz. hôp., 1878, p. 378.

Taufflier. — Etude sur les hémorrhagies internes consécutives à la ponction de quelques cavités closes. Thèse Paris, 1879.

Picard. — Du danger du cathétérisme chez les vieillards. France médicale, 1879, p. 106-114-130.

Heydenreich. — Contribution à l'étude des lésions rénales consécutives à la rétention d'urine et des accidents provoqués par ces lésions. Rev. méd. de l'Est. Nancy, 1879.

Bazy. — Du diagnostic des lésions des reins dans les affections des voies urinaires. Thèse Paris, 1880.

Thompson. — Traité pratique des maladies des voies urinaires. Trad. Martin Labarraque et Campenon, 1880 p. 476, 477.

Guyon. — Leçons cliniques sur les maladies des voies urinaires, 1881, pp. 498, 532, 134, 146, 191, 295, 299, 305, 324, 326.

Campenon et Jullien. — Dict. méd. et chir. prat. Art. Prostate, 1881.

Ballet. — Contribution à l'étude du rein sénile. Rev. méd. de Paris, 1881, p. 221, 246.

Hue. — Bulletins de la Société anatomique, p. 584-587, 1881.

Voillemier et Ledentu. — Traité des maladies des voies urinaires, 1881, p. 112.

Rouxeau. — Hémorrhagie dans l'opération de la taille. Thèse Paris, 1881.

Ladroitte. — Bull. Soc. anat., mars-avril 1884.

Guyon et Bazy. — Atlas des maladies des voies urinaires, 4° livraison (planche XL), 1884.

Guyon. — De la sensibilité de la vessie au contact et à la distension dans l'état physiologique et pathologique. Annales des mal. des org. génito-urin., 1884, p. 61.

Guyon. — Hématurie dans la rétention d'urine, id., p. 40.

Hache. — Etude clinique sur les cystites. Thèse Paris, 1884.

Guyon. — Les prostatiques. Annales des mal. des org. gén. ur., 1885.

Launois. — De l'appareil urinaire des vieillards. Etude anatomo-pathologique et clinique. Thèse Paris, 1885, p. 36, 49, 51, 131.

Tuffier. — Du rôle de la congestion dans les maladies des voies urinaires. Thèse Paris, 1885, p. 15, 23, 82, 91, 94, 104, 112, 120.

Follin et Duplay. — Traité de pathologie externe.

Bouilly. — Dict. méd. et chir. prat. Art. Voies urinaires, 1885.

Reliquet. — Leçons sur les maladies des voies urinaires, 1885.

Paris. — Typ. A. PARENT, A. DAVY Sr, imprimeur de la Faculté de médecine.
52, rue Madame et rue Corneille. 3.